Stretching & Beweglichkeitstraining

Wie Du mit detaillierten Übungen Deine Flexibilität und Mobilität steigerst

Atma Shakti

ISBN: 978-3-96735-005-0

Index

1. Vorwort

In jungen Jahren erscheint es den meisten Menschen fast unvorstellbar, dass sich irgendwann die Beweglichkeit mehr und mehr einschränkt und der Körper allgemeinen Alters- und Verschleißerscheinungen unterliegt. Die Beweglichkeit bleibt für die Gesundheit enorm wichtig und kann entsprechend durch ein gezieltes Training auch verbessert werden. Gleichzeitig ist sie eine wichtige Voraussetzung für die erfolgreiche Umsetzung beim Sport.

Je früher damit begonnen wird, sich bewusst mit diesem Thema auseinanderzusetzen, desto länger wird das aktive Leben möglich sein und auch von den unangenehmen körperlichen Einschränkungen verschont bleiben. Das betrifft genauso Haltungsprobleme, die im Laufe der Zeit auftreten können und bei vielen Menschen Verspannungen und Schmerzen auslösen. Schon die Angewohnheit, die Schultern einzuziehen oder ein Hohlkreuz zu machen, haben Auswirkungen auf die Muskulatur. Meistens genügt es dann, durch etwas Bewegung solchen Beschwerden vorzubeugen und auch die motorischen Fähigkeiten zu verbessern.

Eine große Hilfe ist dabei das Beweglichkeitstraining. Es enthält sinnvolle Übungen, durch die die Beweglichkeit wieder gesteigert werden kann, genauer die gesamte Dehnfähigkeit und Gelenkigkeit des Körpers. Während die Gelenkigkeit die Eigenschaften und den Aufbau der Gelenke umfasst, beeinflusst die Dehnfähigkeit die Muskulatur. Im Beweglichkeitstraining wird gezielt auf beide Bereiche eingewirkt.

Möglich ist das durch Stretching, Mobilisierung, durch das Nutzen des eigenen Körpergewichts und durch diverse Aktivierungsübungen. Es gibt viele Methoden im Beweglichkeitstraining, die einen positiven Effekt auf Muskeln, Sehnen und Gelenke haben, ohne dass eine Überbelastung die Folge ist. Dabei steigert das Training auch die Körperkraft und Vitalität.

Dehnung ist durch therapeutische, gymnastische und stützende Übungen, ebenso durch Yoga und Faszientraining vielseitig umsetzbar. Dabei ist es statisch und dynamisch auf bestimmte Sportarten zugeschnitten. Das Buch befasst sich mit dem Beweglichkeitstraining im Detail und stellt die besten Übungen ausführlich vor. Es soll dabei auch als Ratgeber dienen und über den medizinischen Hintergrund aufklären. Das Thema Bewegung und Beweglichkeit ist nämlich sehr komplex. Je besser der eigene Körper verstanden wird, desto einfacher ist es, gegen den Alterungsprozess anzugehen oder beim Sport Verletzungen zu vermeiden.

2. Bewegung für Körper und Geist

Jeder Mensch legt Wert darauf, so lange wie möglich fit und gesund zu bleiben und auf alles schnell reagieren zu können. In der modernen Gesellschaft ist dieser Wunsch jedoch gar nicht so einfach zu erfüllen, besonders wenn man älter wird. Ein hohes Leistungspensum ist die Voraussetzung für die Bewältigung des Alltags und Bestandteil vieler Berufe, die Flexibilität, Konzentration und geistige Beweglichkeit erfordern, dazu die Kompensation von Stress und das Multitasking. Die Ruhe bei der Bewältigung von Aufgaben ist längst verflogen. Zwar besteht der Drang, viel auf einmal erledigen zu wollen, die Ausführung ist jedoch nicht immer ausgewogen und schon gar nicht gesund.

Im ZEN-Buddhismus soll z. B. jede Bewegung und Aktion bewusst durchgeführt werden. Die Gedanken werden auf das, was getan wird, konzentriert und schweifen dabei nicht ab. Wenn du isst, dann isst du, wenn du läufst, dann läufst du, wenn du schläfst, dann schläfst du. Das, was so einfach klingt, ist jedoch relativ schwierig anzuwenden. Gerne wird eine Tätigkeit auch völlig kopflos ausgeführt, während die Gedanken ganz woanders sind. Die bewusste Handlung konzentriert sich auf den Moment des Tuns und steigert so auch die Leistung und das Ergebnis. Die geistige Freiheit, die man damit erhält, überträgt sich auf das gesamte Leben und Sein. Die Auseinandersetzung mit der eigenen Handlung macht das Denken flexibler.

Ist der Alltag jedoch stressig und hektisch, bleibt die innere Ruhe und das Zeitnehmen für die Aktion meistens auf der Strecke. Im Gegenteil sind Erschöpfung und Rastlosigkeit die Folge. Das ist nicht nur für

Beruf und Alltag eine Grundvoraussetzung, sondern gerade auch für den Sport und ein individuelles Training. Dazu sind durch moderne Entwicklungen viele Bequemlichkeiten geschaffen worden, die für mehr Komfort sorgen. Die Bewegung nimmt dabei im Gesamten ab, während sie in einzelnen Bereichen fast überkompensiert wird.

Der Mensch befindet sich durch seinen biologischen Hintergrund fast immer in Bewegung, selbst wenn er es gar nicht bemerkt. Bewegung ist nicht nur im Sport für die Beweglichkeit, Konditionsverbesserung, den Kraftaufbau und die Ausdauer notwendig, sondern wirkt auch im normalen Alltag auf den Organismus und Stoffwechsel. Sie ist dabei sogar stressabbauend und reinigend. Bewegung ist vielseitig möglich und auf mehreren Ebenen erfahrbar. Schon das Zurücklegen von etwa 5.000 Schritten am Tag fördert eine bessere Funktionsfähigkeit des Körpers. Bewegung stärkt das Immunsystem und steigert die Lebensqualität. Selbst das Essen schmeckt besser und kann schneller verdaut werden, wenn die richtige Bewegung Teil des Lebens ist.

Wer sich nun fragt, was das alles mit dem Beweglichkeitstraining zu tun hat, ist schon auf dem besten Weg, sich aktiv beim Lesen zu beteiligen. Die Bewegung im Sport und im Alltag hängt in komplexer Weise mit der Beweglichkeit und Flexibilität des Körpers zusammen. Ohne Beweglichkeit gibt es keine Bewegung, die dem modernen Leben angemessen ist. Genauso geht die Freude an der Bewegung verloren.

Die körperliche Aktivität ist für die Gesundheit und für den Erhalt der eigenen Leistungsfähigkeit also unabdingbar. Obwohl das bekannt ist, wird das Ganze aber von vielen Menschen auch häufig auf die leichte Schulter genommen, gerade wenn noch keine sichtbaren Einschränkungen aufgetreten sind. Wenn es gilt, den eigenen Schweinehund zu überwinden, sind die Ausreden schnell parat. Etwas joggen? Wieso nicht, aber vielleicht morgen, denn es regnet. Den Weg zum

Supermarkt laufen? Mit dem Auto geht es schneller, dazu muss ich die Einkäufe ja auch transportieren. Die Treppe hinauflaufen? Wozu wurden Fahrstühle erfunden? Im Fitnessstudio anmelden? Da muss ich eine Jahreskarte kaufen. Und so weiter und so fort.

Überhaupt ist es im Allgemeinen gar nicht so leicht, sich aus einer bequemen Position aufzuraffen und etwas zu bewegen. Das betrifft besonders Menschen, die mit einem hektischen und stressigen Alltag konfrontiert und am Abend froh sind, alle viere von sich strecken zu können und den Fernseher einzuschalten. Leider wird hier jedoch ein Weg eingeschlagen, der für die Funktionen und für den Energieumsatz des Körpers fatal ist. Der Organismus passt sich nämlich immer an die Art und den Umfang der körperlichen Aktivität an.

Lässt die Bewegung nach, werden weniger Muskeln aufgebaut, schränkt sich der Zellenaufbau und Flüssigkeitstransport ein, werden bestimmte Körpersysteme blockiert und auch das Immunsystem leidet. Nach und nach ist der Körper dann anfälliger für Störungen und Erkrankungen und verändert auch sein Aussehen. Eine eingeschränkte Aktivität hat jedoch nicht nur auf den Körper Einfluss, sondern auch auf Geist und Psyche.

Der moderne Mensch hat sich mittlerweile mit einer Komfortfläche pro Person von gerade einmal 0,9 Quadratmetern abgefunden. Überhaupt zeigt die Moderne, dass Bewegung und Sport gleichfalls Veränderungen unterliegen. Das betrifft auch technische Weiterentwicklungen, die einiges erleichtern. Statt durch den Park zu joggen und frische Luft zu schnappen, stellt sich der Hobbysportler und Fitnessfreak auf ein Laufband und absolviert die Strecke im eigenen Wohnzimmer. Die Aktion ist zwar für den Körper ähnlich positiv, philosophisch kann jedoch hinterfragt werden, weshalb der moderne Mensch fast ständig nur noch auf der Stelle läuft.

Positiv zu beobachten bleibt dabei, dass Fitness und Sport für viele Menschen zum Alltag dazugehören und der Schönheitstrend dahin tendiert, den Körper zu kräftigen und ansehnlich zu machen. Die Wechselwirkung von Stress und Bewegung beeinflusst dabei Körper und Geist, leider nicht immer günstig. Das bringt auch eine Überaktivität und neue Ängste hervor, die der Mensch bewältigen muss. Es ist wichtig, sich gesund und ausgeglichen zu bewegen und zu ernähren, dabei auch für die dazwischen liegenden Entspannungsmomente zu sorgen. Das eine geht mit dem anderen einher und kann in einem gezielten und gut aufeinander abgestimmten Beweglichkeitstraining gut kompensiert werden.

Beweglichkeit als Begriff steht immer in Zusammenhang mit Mobilität und Flexibilität. Der Gedanke schweift auch sofort zu bestimmten Sportarten ab, z. B. zum Ballett, zur Gymnastik, zum Yoga oder Turnen. Hier benötigt der Körper eine erweiterte Dehnung und Belastungstoleranz. Was Sportler in diesen Bereichen leisten, ist erstaunlich und weckt Bewunderung.

Beeinflusst wird die Beweglichkeit durch endogene und exogene Faktoren. Die endogenen Fähigkeiten können leichter trainiert werden, da sie die für den Körper physisch gegebenen inneren Bedingungen umfassen, so die Dehnbarkeit und Gelenkigkeit. Die exogenen Faktoren betreffen die äußere Einwirkung, z. B. beim Wassersport oder bei der Beweglichkeit auf der Piste mit Skiern, die dann auch von der Außentemperatur beeinflusst werden.

In den genannten Sportarten wird die Beweglichkeit verstärkt gefördert und als aktive und passive Variante trainiert. Dennoch spielt diese für viele Bereiche eine entscheidende Rolle, besonders für die körperliche Fitness, Gesundheit und Haltung des Menschen. Natürlich steht sie dabei auch eng mit der eigentlichen Bewegung in Zusammenhang.

Ohne diese verliert der Körper seine Flexibilität, die bei jedem Menschen zwar aus der natürlichen Körperbeschaffenheit unterschiedlich ausfällt, jedoch auch gezielt verbessert werden kann.

Ist die Bewegung allgemein höher und der Körper häufiger einer Belastung, z. B. durch Sport und Training, ausgesetzt, baut er grundsätzlich Muskeln auf und reduziert den Abbauprozess. Schon durch einen einfachen Knochenbruch am Bein kann der Mensch erhebliche Einschränkungen an sich feststellen, wenn das Bein in Gips liegt und wenig bewegt wird. Die gesamte Beweglichkeit und Aktivität geht zeitweise verloren und muss dann wieder neu aufgebaut werden. Das braucht Zeit und Geduld.

Nach dem Heilungsprozess des Bruchs und der Abnahme des Gipses muss das Bein in der Muskulatur neu trainiert werden und ist nicht nur dünner, sondern auch in der Muskulatur geschwächt. Schon die normale Gehbewegung und Alltagsbelastung schafft Abhilfe, während ein gezieltes Beweglichkeitstraining die Schwächen schneller wieder ausgleicht.

Solche Auswirkungen sind natürlich nicht zu spüren, wenn der Körper gesund ist. Die sportliche Aktivität wirkt sich belebend aus, wenn sie nicht übertrieben wird. Ist die Bewegungsdosis dagegen zu hoch, können Verletzungen, eine zu starke Belastung der Gelenke und eine Überdehnung der Fall sein. Das zeigt, dass Beweglichkeit und Training eine umfassende Wissenschaft sind.

2.1 Gesundheitsförderung durch Bewegung

Bewegung im normalen und gesunden Bereich dagegen bringt viele positive Effekte mit sich. Sie hilft, Stress abzubauen und Erschöpfungszustände zu vermeiden, aktiviert den Ausstoß von Glückshormonen und das damit verbundene Wohlgefühl. Sie regt den Stoffwechsel und das Herz-Kreislaufsystem an und stärkt das Immunsystem.

Auch die geistige Leistungsfähigkeit und Konzentration steigern sich, da durch Bewegung und eine erhöhte Sauerstoffversorgung auch das Gehirn besser durchblutet und der Transport biochemischer Substanzen beschleunigt wird. Dadurch bilden sich neue Synapsen und Gehirnverbindungen. Das Denkvermögen und die Kreativität werden angeregt.

Gleiches gilt für den Stress, der erst mit Bewegung abgebaut werden kann und nicht ausschließlich durch Entspannung. Nur durch aktive Betätigung werden Hormone vom Körper produziert, die gegen die innere Anspannung helfen und die zirkulierenden und im Organismus angesammelten Stresshormone kompensieren. Stress macht krank und kann auf Dauer in einem psychischen Erschöpfungszustand enden. Der Körper befindet sich permanent in Alarmbereitschaft und beeinflusst damit auch die Atmung, den Blutdruck und den Herzschlag.

Entspannung ist wichtig, bleibt aber für die Stresshormone nicht das einzige Hilfsmittel. Erst Bewegung und ein aktives Leben stärken den Organismus und erlauben auch die bessere Bewältigung eines hektischen Alltags. Dass dabei Endorphine ausgeschüttet werden, ist der positive Nebeneffekt. Bewegung macht entsprechend glücklich und hilft so, abzuschalten und zufrieden zu sein. Nicht umsonst wird gerne betont, dass Sport den Geist angenehm entleert und den störenden Gedankenstrom energetisch in eine einheitliche Bahn leitet und damit ordnet. Leere ist hier nie negativ zu verstehen, sondern als ein Loslassen und Entspannen im Hier und Jetzt.

Auch der Schlaf ist durch mehr Bewegung gesund und ausgeglichener. Körper und Geist können nach der Anstrengung hervorragend abschalten und sich erholen. Schlaf ist enorm wichtig, damit die Aufbauprozesse im Körper überhaupt stattfinden können. Während das Training die Muskeln beansprucht, wachsen diese erst in der Regenerationsphase. Im schlafenden Zustand und in der Ruhe wiederum finden der Zellenaufbau und die Erneuerung statt.

Risikofaktoren betreffen immer den Körperfettanteil, die Knochendichte, den Blutzucker und Blutdruck, die Insulinempfindlichkeit, die Ausdauer und Kraft. Aufgrund des natürlichen Altersprozesses, der etwa ab dem 35. Lebensjahr einsetzt, nehmen auch die Leistungsfähigkeit und damit die Beweglichkeit nach und nach ab. Das Risiko von Erkrankungen wächst und die körperliche Inaktivität fördert den Körperabbauprozess. Das sollte sich jeder Mensch bewusst machen.

Schön, dass es Möglichkeiten gibt, darauf direkt einwirken zu können, wobei sich bei einem gezielten Training die Kraft und Beweglichkeit die Waage halten. Sobald ein Mensch eine normale gymnastische Bewegung nicht mehr ausführen kann, z. B. mit durchgestreckten Beinen die Zehen zu berühren, sollten Gegenmaßnahmen ergriffen werden. Denn was im Sport nicht mehr gelingt, wird auch die Alltagsbewegungen einschränken. Die Beweglichkeit und Flexibilität des Körpers ist entsprechend nicht nur für Yogafreaks, Turner und Balletttänzerinnen wichtig. Sie hat Einfluss auf alle Lebensbereiche.

Schon eine bestimmte Wirkung, die durch ein Beweglichkeitstraining erzielt wird, hilft dabei, das Risiko für Erkrankungen zu senken und die Muskelkraft zu stärken. Innerhalb kurzer Zeit werden die positiven Effekte spürbar, betreffen auch den Fettstoffwechsel und die

Gewichtsreduktion. Bewegung bleibt dabei ein natürlicher Vorgang, der bewusst in eine sportliche Richtung gelenkt werden kann.

Auch wenn ein moderner Alltag vieles erleichtert, liegt die körperliche Aktivität ganz natürlich in den menschlichen Genen. Erst durch Bewegung wird die notwendige Energiemenge umgesetzt und sorgt dafür, dass Körper und Geist richtig funktionieren.

Wissenschaftlich erwiesen ist, dass der natürliche Energieumsatz eines Menschen am Tag etwa bei einer Gehstrecke von 25 Kilometern liegt. Vergleichbar ist das mit einer moderaten Bewegung von 6 Stunden. Vorgeprägt ist der Drang aus Zeiten, in denen sich der Mensch anpassen musste, um überhaupt zu überleben. Er musste jagen, davonlaufen und schnell auf seine Umwelt reagieren können. Diese Grundvoraussetzungen sind auch im modernen Menschen immer noch vorhanden, wenn sie auch anders bewältigt werden.

Der natürliche Stress und die Alarmbereitschaft des Körpers sind daher auch nicht zwingend ungesund, sondern vielmehr naturgegeben und eine Reaktion auf typische Reize. Das können schon Wärme oder Kälte, Gerüche, Geräusche oder optische Eindrücke sein. Der Mensch reagiert auf alle Reize bewusst oder unbewusst. Dadurch befindet er sich in ständiger geistiger und körperlicher Aktivität, da auch die Grundfunktionen des Organismus den Energieverbrauch hervorbringen, z. B. Atmung, Herzschlag, Gehirntätigkeit, Stoffwechsel, Verdauung, Zellenaufbau und Bluttransport. Der Energiehaushalt muss in einem guten Gleichgewicht gehalten werden, so dass Bewegungsmangel die vielen Reize nicht ausreichend kompensieren kann. Die Bewegung wiederum beugt vielen gesundheitlichen Risikofaktoren vor. Ob der Mensch gesund bleibt, hängt daher auch maßgeblich von seiner Beweglichkeit ab, die wiederum die sportliche Aktivität erst möglich macht und günstig unterstützt. Je beweglicher der Mensch ist, desto flexibler kann er auf seine Umwelt reagieren.

2.2 Körperliche und geistige Beweglichkeit

Bewegung und Beweglichkeit sind dabei nicht nur auf die körperliche Dimension begrenzt, sondern schließen auch den psychischen und geistigen Bereich mit ein. Gesprochen wird von einer geistigen Beweglichkeit, wenn eine Person in der Lage ist, sich gedanklich schnell auf neue Ereignisse und Erfahrungen einzustellen und damit verbunden eine rasche Auffassungsgabe und vielseitige Interessen hat.

Die geistige Beweglichkeit umfasst die Intelligenz, das Denkvermögen und die Erinnerung bzw. das Gedächtnis. Hier ist das bekannte Zitat „Wer rastet, der rostet" ein entscheidender Wegweiser, da mit der abnehmenden geistigen Beweglichkeit auch andere Probleme auftreten, darunter Unruhe, Konzentrationsschwächen oder Gedächtnislücken. Wird das Gehirn unterfordert, sind nicht nur psychische Ebenen betroffen, auch körperliche Fähigkeiten können eingeschränkt werden. Nur in einem gesunden Körper steckt auch ein gesunder Geist. Das Ganze lässt sich genauso gut umkehren. Ein gesunder Geist bedingt den gesunden Körper. Ein gutes Erinnerungsvermögen hat daher nicht nur mit einer hohen Intelligenz zu tun, sondern hängt von einem körperlichen und geistigen Beweglichkeitstraining ab. Das Gehirn muss immer wieder neu gefordert und das Gedächtnis trainiert werden. Ähnlich wichtig ist dabei die ausgewogene Ernährung.

Allgemein wird die Beweglichkeit jedoch immer mit der körperlichen Flexibilität verbunden und bleibt auch für Sportler und Athleten ein wichtiger Bestandteil des Trainings und der eigenen Fitness. Durch Dehnung wird die Muskelfunktionsfähigkeit und Körperhaltung verbessert. Der eigentliche Sinn dahinter ist immer, das Verletzungsrisiko einzuschränken und Muskelkater zu vermeiden. Dehnen in einem erhöhten Bewegungsradius sorgt aber auch dafür, dass die Körperkonturen besser hervorkommen. Das wiederum ermöglicht die Fitness und Körperformung.

Nun kann die Frage gestellt werden, weshalb manche Menschen von Natur aus beweglicher sind als andere. Das hängt natürlich von den genetischen und körperlichen Voraussetzungen ab, aber auch von der Art, wie sich bewegt wird. Weitere Einflüsse sind das Bindegewebe, der Körperumfang, die Knochenstruktur und natürlich das Alter. Letzteres hat leider einen sehr großen Einfluss auf die Beweglichkeit des Körpers, die mit der Zeit abnimmt. Daher ist es wichtig, die eigene Leistungsfähigkeit und Dehnbarkeit zu kennen und in einem Training anzupassen. Trotzdem wird bei regelmäßiger Umsetzung eine Verbesserung eintreten und der Körper flexibler werden. So ist z. B. selbst Yoga in angepasster Form für jeden Menschen möglich, selbst wenn die eingenommenen Stellungen auf den ersten Blick wirken, als können sie nur von sehr dehnbaren Menschen ausgeführt werden. Durch ein bewusstes Training, das mit einer Steigerung der Dehnung einhergeht, wird langsam darauf hingearbeitet.

3. Beweglichkeit – Bedeutung und spezifische Erklärung

Beweglichkeit ist für jeden Menschen wichtig und ermöglicht den Gelenken einen großen Spielraum an Bewegung. Viele Sport- und Alltagsbewegungen erfordern die Beweglichkeit in vielerlei Hinsicht. Schon das Armausstrecken, das Fingerspiel und das Gehen in die Hocke gehören dazu und sind erschwert, wenn die Beweglichkeit nachlässt.

Die Grundlage für die Beweglichkeit ist die Anatomie des dehnbaren Gewebes. Dazu gehören immer Muskeln, Sehnen, Bänder, das Bindegewebe und die Haut. Die meisten Skelettmuskeln, die der Bewegung dienen, besitzen an ihren Enden Nerven und Sehnen. Die Sehne verbindet die Muskeln dann über das Bindegewebe mit dem Knochen. Über diese werden die einwirkenden Bewegungsenergien und Kräfte übertragen.

Die Muskulatur besteht aus Muskelfaserbünden und einzelnen Muskelfasern, aus Muskelfibrillen und aus der kleinsten funktionellen Einheit der Sarkomer. Letztere weisen viele kontraktile Einheiten auf, die wiederum die Muskelanspannung und die Muskelentspannung bewirken. Vergleichbar ist das mit einer Teleskopantenne, die ein- und ausgefahren wird. Im Muskel wirkt sich das beim Dehnen als Kontraktion aus, wobei die Filamente ineinandergleiten und sich der Muskel so verkürzt und dicker wird. Bei der Entspannung dann erfolgt die Gegenbewegung. Die Filamente gleiten auseinander, der Muskel verlängert sich wieder.

Die Sehne wiederum besteht aus Kollagen. Das Gewebe ist daher zwar reißfest, besonders wenn verstärkt Kräfte auf es einwirken, jedoch nicht allzu dehnbar. Das Bindegewebe hält im Grunde alle Strukturen zusammen und umhüllt jeweils Muskeln und Fasern. Dadurch beeinflusst es den Spannungszustand.

Wird der Muskel nun gedehnt, geschehen mehrere Abläufe. Wichtig sind dafür auch die Muskelspindeln und die Golgi-Sehnenorgane. Beide sind der Spannungsmelder und geben die Informationen der Dehneinheit und Muskellänge an das Gehirn weiter. Am Anfang der Dehnung geben die Sarkomer-Einheiten nach, bildlich fährt hier dann das Teleskop auseinander. Ist die Spannung überreizt, agieren die Muskelspindeln als Schutzmechanismus und signalisieren dem Nervensystem, dass der Muskel nicht weiter angespannt werden sollte und reißen kann. Dieser natürliche Eigenreflex wird bei einer weiteren Überreizung dann durch die Golgi-Sehnenorgane unterstützt. Diese sitzen am Übergang jedes Muskels zur Sehne und sorgen für die reflektorische Muskelentspannung. Dadurch, und das ist für das Beweglichkeitstraining dann von Bedeutung, ist für den Muskel ein gewisser Dehnungsspielraum gegeben. Gesprochen wird hier von einem Spannungsreflex. Beide Reflexe sind für die verschiedenen Dehnmethoden wichtig.

3.1 Trainierbare Komponenten der Beweglichkeit

Um sich nun dem Beweglichkeitstraining selbst zu nähern, ist auch ein Blick auf die Gelenkmobilität notwendig. Sie ist durch die Gelenkstruktur und die Muskeln, Sehnen und Bänder und durch das Bindegewebe determiniert. Die Gelenkigkeit hängt entsprechend zu einem großen Teil von der knöchernen Struktur des Gelenks und die Krafteinwirkung auf dieses ab. Dabei kann jeder Knochen auf eine bestimmte Belastung reagieren und diese anpassen.

Es ist so möglich, mit Geduld, Zeit und Wiederholung die Gelenkigkeit nach und nach zu erhöhen, da im Grunde die Anpassung jedes Muskels beeinflusst werden kann. Hier lässt sich einfach vor Augen führen, dass ein Muskel, der nicht beansprucht wird und dabei auch nie auf eine bestimmte Schwingweite gebracht wird, sich auf die Länge einstellt, die benötigt wird. Beim Dehnen wird in kurzfristige und in langfristige Effekte unterschieden. Es ermöglicht die Steigerung der Gelenkreichweite, wobei das vorwiegend von einer höheren Dehnungsspannungstoleranz abhängt und nicht von einer eventuellen Veränderung des Muskels. Wenn von einer Muskelverkürzung die Rede ist, tritt weniger die Längenveränderung ein als eine niedrigere Dehntoleranz und Elastizität. Pathologisch gesehen kann ein Muskel seine strukturelle Längenform also nicht verändern und ist gleichbleibend. Er verändert sich lediglich im Anspannungs- und Entspannungszustand selbst, während er immer nach der Regeneration und Entspannung wieder in seine typische Längenausrichtung zurückfindet.

Wird beim Beweglichkeitstraining oder in anderen Sport- und Gymnastikbereichen der Muskel gedehnt, kommt es zu einer mechanischen Spannung. Sehr gut spürbar wird sie z. B., wenn bereits Muskelkater an den Beinen der Fall ist und diese normal gestreckt werden. Das kann dann für bestimmte Sportarten auch einen gegenteiligen Effekt zur Folge haben, z. B. nimmt die Sprunghöhe ab, wenn zuvor ein statisches Dehnen stattgefunden hat. Ein ausgiebiges Stretching ist für den Mannschaftssport, z. B. Basketball oder Volleyball, teilweise genauso unsinnig wie für den Hochsprung. Besser ist die Übungsvorbereitung durch das dynamische und federnde Stretching. Das ermöglicht eine größere Flexibilität und führt gleichzeitig zum Absenken der passiven Muskelspannung.

Nicht alleine nur zum Aufwärmen, auch nach dem Ausdauer- und Krafttraining ist das Dehnen wichtig, sollte jedoch nicht statisch erfolgen, da ansonsten durch die hohe Belastung im Training entstandene Risse und kleinere Verletzungen verstärkt werden. Die Auswirkung wäre dann der bekannte Muskelkater. Gesprochen wird von einem „Creeping-Phänomen". Es bezieht sich auf das langsame Dehnen, das eine andere Auswirkung auf das Bindegewebe hat als das kurze Dehnen. Es beschreibt daher eine kurzfristige Längenveränderung des Muskels, die temporär möglich ist, wenn ein kontinuierliches und langsames Dehnen stattfindet. Möglich ist das, weil die Kollagenfibrillen, die im natürlichen Zustand nicht linear auf die in Zugrichtung wirkende Kraft ausgerichtet sind, dann genau dieses tun. Der Effekt kann auch noch nach dem Dehnen einige Zeit lang anhalten. Das statische Dehnen reduziert daher selten die Verletzungsgefahr, sondern begünstigt sie bei manchen Sportarten sogar.

3.2 Bedeutung der Beweglichkeit

Neben der Kraft, Schnelligkeit, Ausdauer und Koordination ist die Beweglichkeit eine der fünf wichtigen motorischen Eigenschaften des Körpers. Daher bedeutet Beweglichkeit ein gutes Zusammenspiel aller Gelenke, Muskeln, Sehnen und Bänder. Nur das Zusammenwirken ermöglicht den vollen Bewegungsspielraum, der aus den Gelenken herausgeholt werden kann, natürlich nur in einem anatomisch möglichen Bereich. Während die Kraft den Reiz auf die Muskulatur bewirkt, gestattet die Koordination, den gesamten Bewegungsspielraum überhaupt ausschöpfen zu können. Beide bestimmen daher die Beweglichkeit mit. Ausdauer und Schnelligkeit spielen für den Sport selbst eine Rolle.

Entsprechend kann jeder Mensch alle Bewegungen eines gesunden Körpers ausführen, die innerhalb eines vorgegebenen Bewegungsradius liegen, während die körperlichen Voraussetzungen dann die Dehnintensität bestimmen. Während die anderen Grundeigenschaften im Laufe der Zeit erst einmal zunehmen, nimmt die Beweglichkeit ab, wenn sie nicht trainiert wird. Besonders gefährdet ist sie durch Bewegungsarmut und das Einnehmen falscher und ungünstiger Körperhaltungen.

3.3 Biologischer und medizinischer Hintergrund

Unter der Beweglichkeit wird die motorische Fähigkeit verstanden, die muskuläre Dehnbarkeit der Gelenkstruktur innerhalb einer bestimmten Schwingungsweite und eines Bewegungsablaufs zu beeinflussen. Gleichzeitig steht die Beweglichkeit auch für die gesamte Körperhaltung, die dann in der maximalen Winkeleinstellung aller beteiligten Gelenke eingenommen wird. Die Beweglichkeit setzt sich demzufolge aus zwei Komponenten zusammen, aus der Dehnfähigkeit des Körpers und aus seiner Gelenkigkeit. Die Gelenkigkeit betrifft die Gelenke und Wirbelsäule, die Dehnfähigkeit die gesamte Muskulatur. Nicht nur für bekannte Sportarten wie Turnen und Yoga spielt die Beweglichkeit eine Rolle, sondern auch für die gesunde Körperhaltung, die Prophylaxe und die Physiotherapie.

Unter der Dehnfähigkeit wird die Eigenschaft aller Gelenkkapseln, Sehnen, Bänder und Muskeln verstanden, die fähig sind, eine kurzzeitige Längenänderung zu vollführen. Die Gelenkigkeit des Körpers wiederum ist auf die Struktur aller knöchernen Verbindungen bezogen, die innerhalb der Bewegung betroffen sind. Das bedeutet nicht, dass jeder Mensch gleich einen Spagat machen kann. Augenmerk wird immer auf eine sportartspezifische Beweglichkeit gelegt. Genauer bedeutet das, dass nach dem Grad der Beweglichkeit gefragt wird, um in der gewünschten Sportart überhaupt Fortschritte machen zu können. Das betrifft z. B. auch eine fehlende Beweglichkeit der Sprunggelenke, wodurch dann sportliche Übungen nicht korrekt umgesetzt werden können.

Unterschieden wird in eine aktive und in eine passive Beweglichkeit, die auch auf ein aktives und passives Training übertragen werden kann. Die aktive Beweglichkeit ist die maximale Bewegungsamplitude, die ein Gelenk und ein Muskelstrang erreichen, wenn sie einer Krafteinwirkung und Dehnung ausgesetzt sind. Sie bleibt dabei das Ergebnis der Kraftfähigkeit, Koordination, der Dehnfähigkeit und Gelenkigkeit.

Größer ist dagegen die passive Beweglichkeit, die auf verschiedene Belastungen reagiert, darunter das Einwirken zusätzlicher Kräfte wie Gewichtsbelastung, Schwerkraft, Beschleunigung und ähnliches. Mit ihr verbunden sind auch die eingeschränkten Bewegungen, die im Laufe der Zeit auftreten und gegen die ein Mensch aktiv vorgehen kann. Sie ist die Bewegungsweite, die von außerhalb durch den Einsatz des Körpergewichts, durch Schnelligkeit oder durch Krafteinwirkung erreichbar ist.

Während die sportspezifische Beweglichkeit direkt mit der Dehnung und Mobilisierung beim Sport zu tun hat, steht dagegen die allgemeine Beweglichkeit, die den möglichen Bewegungsradius der Gelenke bestimmt, die notwendig ist, um im Alltag eine aufrechte Haltung einzunehmen und alle gesunden Bewegungen problemlos ausführen zu können. Sind diese eingeschränkt, kommt das Beweglichkeitstraining zur Geltung. Die Gelenke können mobilisiert und die Muskelfasern gedehnt werden. Beide Funktionen sind die entscheidenden Grundlagen für eine Aktivierung der körperlichen Fitness.

3.4 Veränderungen der Beweglichkeit

Das Beweglichkeitstraining, verbunden mit einem Koordinations- und Krafttraining, ist das beste Mittel, um sich gegen die Hypermobilität zu schützen. Die Beweglichkeit, die mit zunehmendem Alter verloren geht, bleibt dabei ein natürlicher Prozess. Dabei sind nicht nur die Gelenke und oberen Extremitäten betroffen, sondern auch der Schulter-, Arm-, Hüft- und Rückenbereich. Das liegt daran, dass im Alter die Ansprüche an Bewegung sinken und der Körper weniger Kraftausübung erfährt. Die Tiefenmuskulatur wird weniger angesprochen, die Elastizität geht zurück und auch in Gelenken, Muskelfasern und Faszien treten Veränderungen auf, die eine Bewegung stärker einschränken. Der biologische Hintergrund beinhaltet dabei, dass mit dem Alter der Anteil an elastischen Fasern und die Anzahl der Körperzellen abnehmen. Dazu kommt ein Verlust von Wasser, Gelenkflüssigkeit und Mukopolysacchariden.

Bei Letzteren handelt es sich um lange Ketten von Zuckermolekülen, die das Bindegewebe des Körpers bilden. Die Abnahme der Moleküle und Zellen bewirkt den Rückgang der Syntheseleistung des Bindegewebes, das normalerweise einen belastungsbedingten Verschleiß ausgleichen kann und die molekularen Strukturen aufbaut. Die Zuckermoleküle sorgen dabei durch ihre Eigenschaft, Wasser binden zu können, für die Dehnfähigkeit und Elastizität des Gewebes.

Der Flüssigkeitsverlust dagegen bewirkt eine Verfestigung der Gewebestrukturen, wodurch wiederum auch die Beweglichkeit selbst nachlässt. Das kann nicht nur mit Bewegungsmangel einhergehen, sondern auch mit Verspannungen und Schmerzen, die gerade im Alter zunehmen und deutlich zu spüren sind. Während ein junger Mensch problemlos auf einem harten und kalten Fußboden schlafen kann und am nächsten Morgen aufsteht und topfit ist, keucht der ältere Mensch bereits, wenn er von einer ungünstigen Matratze im Bett aufsteht, und kennt das Gefühl gar nicht mehr, ohne Schmerzen aufzuwachen. Alles ächzt, alles tut weh. Erst mit dem Versuch, seine Gliedmaßen zu bewegen und zu dehnen, tritt Erleichterung ein. Der Körper wird entsprechend wieder irgendwie zurechtgeknackt, wobei auch das im Laufe der Zeit immer schwieriger wird.

Der Teufelskreis ist dabei unübersehbar. Nimmt die Gelenkigkeit ab, geht dabei auch mehr und mehr die Freude am Sport und an der Bewegung verloren. Körperliche Aktivität wird zur Anstrengung und somit vermieden. Der Körper wird immer unbeweglicher und verliert den Bewegungsumfang, den er gewohnt ist. Leider ist der Prozess dabei auch sehr schleichend und schreitet langsam voran.

4. Bewegungseinschränkung im Alter

Die Alterung des Körpers ist ein natürlicher Prozess im Leben. Verbunden ist der Vorgang meistens mit einer abnehmenden Leistungsfähigkeit und mit einem sinkenden Energiegrundumsatz. Bestimmte Körpersysteme können nicht mehr störungsfrei funktionieren, auch ist der Organismus anfälliger für Krankheiten.

Wie schnell ein Mensch altert, hängt dabei jedoch nicht nur von den genetischen Voraussetzungen ab, sondern gerade auch davon, wie gesund der Lebensstil ist. Erste Anzeichen zeigen sich etwa ab dem 35. Lebensjahr. Die Haut verliert ihre Festigkeit und Elastizität, die Zellen im Körper erneuern sich langsamer. Erste Falten entstehen und die Augen werden dann etwa ab dem 50. Lebensjahr schlechter. Dazu haben äußere Einwirkungen zusätzlich Einfluss auf den Alterungsprozess, z. B. die UV-Strahlung, Stress oder Smog.

Während die Muskelkraft etwa im 30. Lebensjahr am größten ist, werden die Muskeln ab da allmählich schwächer. Das hängt mit der Abnahme an Muskelmasse und Muskelfasern zusammen. Auch das Fett- und Bindegewebe verändert sich. Wie der Körper altert, so altern auch die Zellen. Der Stoffwechsel wird langsamer, die Muskelzellen werden weniger aufgebaut und mit Sauerstoff versorgt. Kommt dann noch Bewegungsmangel hinzu, wird das Immunsystem auch anfälliger.

Ebenso lässt die Festigkeit aller Sehnen, Bänder und Knorpel, der Gelenke und Knochen nach. Das Knorpelgewebe ist weniger elastisch und verliert Flüssigkeit. Die Knochen werden brüchiger, und es kommt zu Verkalkungen. Bänder und Sehnen verlieren ihre Elastizität besonders dann, wenn sie nicht regelmäßig gedehnt und beansprucht werden.

Vom Alterungsprozess sind auch die Organe, darunter z. B. Herz und Lunge, nicht ausgeschlossen. Sobald die Verzweigung der Bronchien in der Fläche abnimmt und die Lunge weniger elastisch ist, nimmt sie bei der Atmung auch weniger Sauerstoff auf. Das wiederum hat Einfluss auf das Herz-Kreislaufsystem und den Herzmuskel. In Letzterem wird mit der Zeit mehr und mehr Binde- und Fettgewebe eingelagert, so dass er an Gewicht zulegt, während gleichzeitig die Muskelmasse abnimmt. Das schränkt schließlich die Leistungsfähigkeit ein, so dass auch die Herzfrequenz sinkt.

All diese Prozesse, einschließlich der Veränderung des Hormonhaushalts und des Energiestoffwechsels, hängen eng mit der abnehmenden Beweglichkeit zusammen. Hat der Mensch weniger Puste und Kraft, bewegt er sich anders und mühevoller. Leider ist nicht nur der Körper davon betroffen, sondern auch der Geist. Das kann mit sich bringen, dass ein Mensch im Alter eine ganz andere Persönlichkeit entwickelt und sich stark verändert. Der Prozess ist daher nie abgeschlossen und schreitet unabdingbar fort. Etwas Einhalt bieten dabei lediglich die gesunde Lebensweise und ausreichend Bewegung.

Während die Beweglichkeit im Grunde die Freude ist, sich frei und mit Leichtigkeit zu bewegen, beeinflussen die Altersprozesse die gesamte Aktivität. Die Körperhaltung und der Gang verändern sich, auch Schwächeanfälle und Erschöpfung treten auf. Nicht beim Sport, sondern bei den alltäglichen Aufgaben wachsen die Schwierigkeiten. Die Erledigung ist aufwendiger und zeitfressender, der Bewegungsablauf weniger kontrolliert und mit Anstrengung verbunden. Eine abnehmende Beweglichkeit schränkt daher auch immer die Unabhängigkeit und Freiheit ein und damit die gesamte Lebensqualität.

Um dagegen etwas zu tun, ist neben dem Gewichtsmanagement und der gesunden Ernährung auch das Beweglichkeitstraining entscheidend, um den Energieumsatz wieder zu steigern, die Muskulatur und Gelenke zu dehnen und neue Muskelzellen aufzubauen. Für die hohe Knochendichte benötigt der Körper viel Vitamin C und D, Proteine und Calcium. Die altersbedingte Abnahme der Muskelmasse wiederum kann durch regelmäßige physische Aktivitäten und ein gezieltes Training reduziert werden.

4.1 Einschränkungen und erste Beschwerden im normalen Alltag

Das Altern ist natürlich noch keine Ausrede oder ein Grund, der akzeptiert werden muss, um Einschränkungen hinzunehmen. Wird der Alltag aktiv gestaltet und an die individuellen Bedürfnisse angepasst, bleibt auch der Körperverfall kontrolliert und reduziert. Veränderungen treten dann allmählich in den sensorischen, motorischen und kognitiven Bereichen auf, die entsprechend dann auch die Mobilität und Beweglichkeit beeinflussen. Kompensationsstrategien und Anpassungsprozesse finden dabei fast automatisch statt, so dass der Mensch nicht immer gleich merkt, dass sich sein Körper verändert hat, sondern sich vielmehr unbewusst damit abfindet und seine Bewegungen auf die Veränderung abstimmt. Der Prozess ist schleichend, für die einen schneller und für die anderen langsamer wahrnehmbar. Manche stellen die Veränderungen auch erst dann fest, wenn ein schwerwiegenderes Problem aufgetreten ist.

Motorische Veränderungen betreffen vor allen Dingen die Kraft und die Beweglichkeit, die Reaktionszeit, die verlangsamt wird, die allgemeine Bewegungskoordination, den Geschwindigkeitsabgleich und die Ausdauer. Man spürt, dass bestimmte Vorgänge mühsamer erledigt werden, die körperlichen Bewegungen nicht mehr so schnell und kraftvoll wie früher erfolgen, manche Aktivitäten einen schnell aus der Puste bringen. Dazu wird die Belastbarkeit geringer und auch einfachere Handgriffe sind erschwert. Die gesamte Bewegung wird langsamer und bedachter, gleichzeitig lassen auch die sensomotorischen und physiologischen Fähigkeiten nach. Das betrifft z. B. die Beweglichkeit von Nacken und Hals, so dass selbst das normale Autofahren anstrengender wird.

Im kognitiven Bereich lassen dann die Aufmerksamkeit und Konzentrationsfähigkeit nach. Auch komplexere Anforderungen können nicht mehr so leicht bewältigt werden und erfordern ein neu angepasstes Agieren und Angehen der Dinge. Umweltreize werden langsamer verarbeitet und das Kurz- und Langzeitgedächtnis nimmt ab. Das verändert auch die Reaktionsschnelligkeit, die Orientierung und das Schätzungsvermögen. Mit einem Beweglichkeitstraining wird daher nicht nur den motorischen Veränderungen entgegengewirkt und die Muskulatur neu gekräftigt, auch die kognitiven Ansprüche können normalisiert werden. Beweglichkeit ist immer auch geistige Konzentration, wenn bestimmte Positionen und Übungen absolviert werden.

4.2 Haltungsschäden und Verspannungen

Verspannungen und Schmerzen im Nacken, in den Schultern und im Rücken sind meistens durch eine nicht ausreichend ausgebildete Tiefenmuskulatur bedingt, was z. B. durch Bewegungsmangel und eine falsche Haltung der Fall ist, aber auch durch altersbedingte Abnutzungserscheinungen auftritt. Sie sind gleichfalls Anzeichen dafür, dass der Körper sich altersbedingt verändert und ein Beweglichkeitstraining notwendig wird.

Die Muskelfasern verlieren an Flüssigkeit und Elastizität, verhärten und lösen so Schmerzen aus. Dabei kann die Tiefenmuskulatur nicht direkt trainiert, sondern muss indirekt angesprochen werden. Während die Oberflächenmuskulatur alle großen Muskeln umfasst, die direkt unter der Haut liegen und die dann auch unmittelbar trainiert werden können, bleibt die Tiefenmuskulatur verborgen und aktiviert sich nur durch bestimmte Bewegungen.

Sie ist das Geflecht der kleineren Muskeln, größtenteils entlang der Wirbelsäule, aber auch im Bereich der Bauch-, Brust- und Beckenmuskulatur und im Hals- und Nackenbereich. Sie sorgt für die aufrechte Haltung und die Körperstabilität, die für die Beweglichkeit ebenfalls eine große Rolle spielen.

Diese Muskeln können nicht gezielt trainiert werden, z. B. durch willentliches An- und Entspannen. Sie aktivieren sich nur über eine reflexartige Lageveränderung des Körpers, entsprechend wenn er gezwungen wird, das Gleichgewicht zu halten.

Da die Tiefenmuskulatur für die Stabilität und Beweglichkeit wichtig ist, genügt bereits das Drehen, Dehnen und Neigen des Körpers oder die Bewegung auf einer unstabilen Fläche. Dabei bildet die Muskulatur dann auch das Kraftzentrum der Körpermitte und schützt die Gelenke, Sehnen und Bänder vor Abnutzung und Verletzungen. Wird diese jedoch nicht genügend gefördert, kommt es zu Verspannungen und Blockaden, auch zu Gelenkschmerzen und Koordinationsschwierigkeiten. Das schränkt die Beweglichkeit stark ein.

Da der Mensch mit zunehmendem Alter oder auch berufsbedingt viel sitzt und den Körper teilweise auch einseitig belastet, verkümmert die Muskulatur, wenn sie nicht trainiert und gekräftigt wird. Das Beweglichkeitstraining ist als Ganzkörpertraining dann die beste Methode, um Übungen sinnvoll zu kombinieren und solchen Beschwerden entgegenzuwirken. Es enthält ein integriertes Koordinations- und

Balancetraining, das neben dem Dehnen und Mobilisieren wichtige Aufgaben übernimmt. Das einfache Stretching ermöglicht für jeden Menschen eine schnell erlernbare und angenehme Methode, wieder gelenkiger zu werden. Gleichzeitig gilt es auch, die Dehnung in den normalen Alltag zu integrieren, z. B. eine Sitzposition in aufrechter Haltung durch kurzzeitige Dehnübungen aufzulockern und den Körper so neu zu mobilisieren.

4.3 Degenerationsprozesse und Schmerzen

Wird dem Alterungsprozess nicht entgegengewirkt und frühzeitig gehandelt, können die Beschwerden und Einschränkungen schließlich schwerwiegendere Probleme nach sich ziehen. Dann treten Schmerzen auf und der natürliche Degenerationsprozess nimmt seinen Lauf. Das betrifft besonders den Bereich der Wirbelsäule, den der Bandscheiben und der Gelenke und die gesamte Veränderung des Knochengewebes.

Wenn die Knochendichte und Knochenmasse abnimmt, sich die Muskeln zurückbilden und die Gelenke und Bandscheiben mit weniger Flüssigkeit und Nährstoffen versorgt werden, kann es z. B. zu Bandscheibenvorfällen, Osteoporose, Arthrose, Gefäßverengungen, Stoffwechselkrankheiten und Erkrankungen des zentralen Nervensystems kommen. Auch können beweglichkeitseingeschränkte Prozesse im Körper und die damit verbundenen körperlichen Beschwerden Auswirkungen auf die Psyche haben, dann zu Unruhe, Schlafstörungen, Desorientierung und Konzentrationsproblemen führen.

Besonders der Knorpelabrieb an den Gelenken sorgt dafür, dass die Knochen nahezu blank liegen und aufeinander reiben. Im Knochen sind Nervenzellen enthalten, die auf den Druck reagieren und so dann Schmerzen verursachen. Das Gelenk tut nicht nur bei einer Belastung weh, sondern auch, wenn es nicht bewegt wird. Ebenso können Arme und Beine steif, taub oder allgemein in der Empfindlichkeit gestört werden.

Das Beweglichkeitstraining hilft dabei, die Gelenke und Knorpel wieder mit genügend Nährstoffen zu versorgen und den Muskeltonus zu senken. Auch gegen verkürzte Muskeln durch Bewegungsmangel kann vorgegangen werden. Das Training gleicht dabei die Reize aus, die durch Stress, Alltagsbelastung oder auch durch ein anstrengendes Krafttraining hervorgerufen werden. Das ermöglicht, dass sich die Muskulatur wieder besser entspannen und regenerieren kann.

Die Bewegungen werden durch ein regelmäßiges Training wieder leichter und dynamischer, was sich auch auf einen steifen Gang auswirkt. Dazu werden die spürbaren Schmerzen reduziert. Hier darf nicht unterschätzt werden, wie wichtig das Beweglichkeitstraining auf für den Muskelaufbau ist. Viele Übungen benötigen Kraft und das Ausreizen der maximalen Leistungsfähigkeit beim Dehnen. Dabei werden die Kraftwerte bei der perfekten und regelmäßigen Ausführung immer erhöht.

Im Alter oder bei bereits spürbaren Einschränkungen und Schmerzen ist dann lediglich darauf zu achten, dass das Training nicht übertrieben wird, da allgemein die Gelenke verletzungsanfälliger und instabiler sind. Hier gibt es schöne Übungen, die ein schonendes Workout gestatten. Bevor das Beweglichkeitstraining angegangen wird, sollte sich daher jeder fragen, was genau angestrebt wird, welches Ziel erreicht werden soll und welche Voraussetzungen gegeben sind. Die Beratung durch einen Physiotherapeuten oder Arzt ist gleichfalls zu empfehlen.

5. Sport, Bewegung und Stretching – die Harmonie aus Vorbereitung und Training

Die Beweglichkeit als eine der fünf konditionellen Faktoren dient natürlich auch als eine Leistungsoptimierung im Sport. Bekannt ist z. B., dass Läufer sich vor dem eigentlichen Ausdauerprogramm erst einmal aufwärmen und einlaufen müssen, um die Muskulatur zu tonisieren. Aber auch nach der sportlichen Tätigkeit ist es wichtig, dass der Muskeltonus wieder fällt. Daher muss der Läufer nach dem Rennen dann eine weitere und entspannende Runde laufen und sich danach dehnen. Es wäre allerdings fatal, würde nach der intensiven Belastung das Dehnen sofort im Anschluss stattfinden, da die Muskulatur noch zu stark tonisiert ist. Das betrifft vor allen Dingen das statische Dehnen, das mittlerweile keine gute Option mehr ist. Erst wenn sich die Muskulatur entspannt hat, bildet das Dehnen den Abschluss. Vermieden werden dabei Muskelfaserrisse oder andere Verletzungen. Die korrekte Ausführung aller Bewegungsabläufe ist ein wesentlicher Aspekt des Ganzen.

Wie bereits gezeigt wurde, ist das Training entweder allgemein oder sportspezifisch ausgelegt. Das allgemeine Beweglichkeitstraining umfasst die Erhaltung bzw. Herstellung des arthromuskulären Gleichgewichts, z. B. für eine bessere Haltung, zum Lösen von Verspannungen und zum Ausgleich von Dysbalancen. Auch verkürzte Muskelgruppen werden mit dem gezielten Einwirken der Übungen angegangen, wie es nach Verletzungen oder durch typische Alterungsprozesse der Fall ist. Veränderungen zeigen sich in neuromuskulären und muskulären Bereichen und in der strukturellen Form. Die Fähigkeit des Nervensystems, einen Dehnungsreiz zu kompensieren, bestimmt die Beweglichkeit, wobei die Rezeptoren daran gewöhnt werden können und so das Schmerzempfinden sinkt und die Dehnungsspannung größer ausfällt.

Muskeln ergänzen sich dabei immer und haben häufig einen Gegenspieler. Die aktive Beweglichkeit über die Muskelkraft erlaubt die Dehnung des Agonisten durch die Bewegung und Anspannung des Antagonisten. Im Beweglichkeitstraining wird hier gerade beim dynamischen Dehnen darauf hingearbeitet.

Strukturelle Veränderungen betreffen wiederum immer das Bindegewebe. Dieses hat eine gitterartige Struktur mit elastischen Eigenschaften, die mit der Zeit verfilzen können. Das schränkt die Beweglichkeit ein und kann mit Massage- und Dehnmethoden wieder gelöst werden, z. B. im Bereich der Tiefenmuskulatur und der Faszien. Das Beweglichkeitstraining ist entsprechend nicht nur beim Sport wichtig, sondern schafft allgemein neue Beweglichkeitsreserven. Es fördert eine bessere Durchblutung und stärkt auch die Kraft der Muskeln.

Im sportspezifischen Bereich wird neben der Aufwärm- und Auflockerungsaktion durch das Training die sportliche Bewegungsfertigkeit verbessert und angepasst, z. B. für das Geräteturnen, Ballett, den Kraft- und Ausdauersport oder einfach für die korrekten und kraftvollen Armbewegungen beim Brust- und Rückenkraulschwimmen. Erhöht werden soll dabei die Dehnbarkeit des Bindegewebes, des Muskelgewebes, der Reflex- und Koordinationsmechanismen und die Beweglichkeit der Gelenke. Das ist durch alle statischen, dynamischen Übungen und durch Stretching als Anspannung und Entspannung möglich.

Auch für das reine Beweglichkeitstraining ist das Aufwärmen nötig. Dieses geschieht durch einfache Übungen wie das Kopfdrehen, das

Körperneigen, das Hüftkreisen, die Fußrotation, das laterale Stretching, wobei der Oberkörper mit erhobenen Armen bewegt wird, das Armkreisen und Schulterdehnen.

Genauer gesagt, umfasst das funktionelle Beweglichkeitstraining immer die Dehnung der Muskulatur, die Mobilisierung der Gelenke und die Kräftigung beider Bereiche. Grundtechniken sind dabei das Dehnen und Stretching in aktiver und passiver und in statischer und dynamischer Form. Im Sport spielt das Dehnen eine entscheidende Rolle, um überhaupt Fortschritte zu erzielen und auch um einen bestimmten Hochleistungssport ausüben zu können. Das Stretching nimmt dabei den Hauptanteil aller Trainingseinheiten ein und ist Teil des Aufwärmprogramms, der Zwischenphasen und der Auflockerung und Entspannung danach.

Im Sport wird dabei dem Ausdauer- und Krafttraining zu viel Bedeutung beigemessen. Es ist wesentlich entscheidender, dafür zu sorgen, dass man beweglich bleibt. Die Kraft des Körpers bleibt viel länger erhalten als seine Elastizität und Flexibilität. Trotzdem hält die sportliche Betätigung den Körper natürlich weiterhin fit, verlangt jedoch auch Methoden, um die Muskulatur auf das Training optimal vorzubereiten und so Verletzungen zu vermeiden.

Für den Sport entscheidend sind daher immer das richtige Aufwärmen, das Dehnen und die Mobilisierung, die die wichtigsten Grundpfeiler des Beweglichkeitstrainings sind. Dabei besteht auch die Gefahr einer falschen Vorbereitung, so dass der eigentlich positive Effekt ins Gegenteil verkehrt wird. Gerade bei Hobbysportlern erfolgt das Aufwärmen lieblos und auch unsachgemäß. Das Dehnen und Stretching verlangt Fachkenntnisse und kann bei falscher Umsetzung auch schmerzvoll überreizt werden. Entscheidend sind auch die Regelmäßigkeit der Umsetzung und eine Wiederholung der Übungen, da nur so die Funktionseigenschaften der Muskeln verbessert werden können und diese vor Verletzungen geschützt werden.

Beweglichkeit hängt dabei wechselwirkend auch immer mit anderen motorischen Beanspruchungsformen zusammen. So bedingen sich Koordination und Beweglichkeit gegenseitig, die Schnelligkeit wird durch regelmäßiges Dehnen und Auflockern günstig beeinflusst, während Kraft und Beweglichkeit ebenso wechselhaft aufeinander wirken. Das bezieht sich auf die Muskeln als Agonisten und Antagonisten, die sich im Kräftegleichgewicht befinden müssen und so erst aufeinander wirken können. Ein Bodybuilder, der z. B. eine große Masse an Muskeln aufgebaut hat, benötigt regelmäßige Dehn- und Auflockerungsübungen, um durch das Beweglichkeitstraining dann auch muskuläre Dysbalancen zu vermeiden. Genauso ist die Beweglichkeit für die Ausdauer wichtig, da Sportler durch die stark einseitige Belastung oft mit Muskelkrämpfen zu tun haben, da es zu einer Mangelversorgung an Mineralstoffen kommt und auch die Gelenke stark beansprucht werden. Beweglichkeit und Ausdauer können entsprechend hervorragend kombiniert werden und das Trainingsprogramm ergänzen.

6. Körperregionen – diese Bereiche benötigen mehr Beweglichkeit

Die Beweglichkeit ist neben den endogenen Faktoren immer auch von äußerlichen beeinflusst. Dazu gehören auch Ermüdungs- und Mangelerscheinungen, Alter und Geschlecht. Interessanterweise sind Frauen meistens etwas beweglicher als Männer, da diese weniger Muskelmasse, einen höheren Fettgewebeanteil und Östrogenspiegel und eine vermehrte Wasserretention haben. Das macht oftmals auch die Hypermobilität möglich, z. B. den Spagat zur Seite und nach vorne, wenn die genetische Veranlagung es zulässt und eine erhöhte Gelenkigkeit gegeben ist. Männer können dabei ebenfalls eine hohe Beweglichkeit aufbauen, müssen dafür jedoch mehr Zeit und Aufwand investieren.

Die Hypermobilität ist für bestimmte Sportarten besonders wichtig, darunter für das Ballett oder das Turnen, ebenso in manchen Bereichen des Yogas. Die Mobilität wird dabei von der knöchernen Struktur bestimmt. Eine erhöhte Gelenkigkeit hängt dabei fast ausschließlich von der genetisch vorgeschriebenen Gelenkbewegung ab und gestattet dann eine erhöhte Belastung auf die Gelenke, teilweise auch durch Gelenkblockaden. Wenn dazu die höhere Dehnungsspannungstoleranz kommt, kann sogar der Spagat eine gesunde Gelenkstellung sein, da dann die Gelenkendstellung durch die vorteilhafte Muskulatur stabilisiert wird. Das nutzen z. B. sogenannte Beweglichkeitswunder wie Schlangenmenschen, die sich komplett verdrehen können. Natürlich handelt es sich hierbei um besondere Fähigkeiten, die die meisten Menschen gar nicht erst anstreben. Es genügt, wenn der Bewegungsradius sich durch das Training günstig erweitert. Der Grad der Beweglichkeit ist bei vielen sogar von der Tageszeit abhängig. So ist sie morgens am geringsten, da der Körper im Schlaf über eine längere Dauer gleiche Positionen einnimmt, und am Abend am größten, da die Bewegung über den Tag vielseitig erfolgt ist.

All das und die den Tonus verändernden Einflüsse müssen beim Beweglichkeitstraining immer beachtet werden. So wirken Lockerungsmaßnahmen und Dehnübungen grundsätzlich tonussenkend, ebenso Massagen, warme Bäder, Meditation oder das autogene Training. Dagegen tonisieren neue und schwierige Übungen die Muskulatur und können dann auch, wenn sie nicht vorbereitet werden, Verkrampfungen bewirken. Der Muskeltonus erhöht sich ebenfalls, wenn Kältereize erfolgen, z. B. bei der Beugemuskulatur, so dass dann Bewegungseinschränkungen auftreten.

Aufgewärmte Muskeln wiederum sind besser durchblutet und zeigen so auch eine erhöhte Stoffwechselleistung. Dadurch ist die Dehnungsfähigkeit in einem überschaubaren Rahmen höher. Ein Beweglichkeitstraining zielt dabei immer darauf ab, viele Übungen und Positionen zu kombinieren, wobei dann auch der Grad der Beweglichkeit gesteigert werden kann. Es bleibt jedoch ein Mythos, dass alleine schon das Stretching die allgemeine Körperhaltung verbessert. Fehlhaltungen haben oftmals viele Ursachen und müssen individuell behandelt werden. Die erhöhte Spannung der Muskeln genügt nicht, um die Muskulatur allgemein zu kräftigen. Dennoch wirkt sich das Beweglichkeitstraining begünstigend auf Verspannungen und Schmerzen aus. Langfristig kann so dann durchaus ein Gleichgewicht hergestellt werden, wobei sich auch die Haltungsprobleme durch Dehnen wieder harmonisieren.

Auf bestimmte Körperbereiche kann gezielt eingewirkt und damit die Beweglichkeit der Muskulatur und Gelenke verbessert werden. Das Training besteht dabei aus Koordinationstraining, Stretching, aus der

Aktivierung und Mobilisierung mit Standschritten, aus bestimmten Bewegungen, Dehnübungen und einer nachhaltigen Kraftsteigerung. Die Gelenkmobilisierung wiederum erfolgt durch Streck-, Beuge-, Dreh- und Pendelbewegungen. Dadurch können die Gelenkflächen günstig aufeinander gleiten, um die Bänder in die vorgesehenen Bahnen zu führen und die benötigten Muskeln in Verbindung mit der Gelenkführung besser zu koordinieren.

Das Beweglichkeitstraining zielt auf folgende Bereiche ab und verbessert so nachhaltig die Haltung, die Flexibilität und Beweglichkeit des Körpers.

6.1 Rückenmuskulatur

Die Rückenmuskulatur ist der wichtigste Teil des Bewegungsapparats und besteht aus der primären, genuinen und autochthonen Muskulatur und aus den sekundären Muskeln, die als oberflächlich gelegene auf dem Rücken verteilt sind. Die autochthone Rückenmuskulatur befindet sich direkt über der Wirbelsäule und bestimmt die aufrechte Körperhaltung. Die sekundäre Rückenmuskulatur wiederum entstammt der Extremitäten-, Bronchial- und Schultermuskulatur.

Ein Beweglichkeitstraining hat entsprechend auf alle Bereiche, dabei auch auf die Tiefenmuskulatur und Faszien, einen günstigen Einfluss. Das ermöglicht vor allen Dingen das Lösen von Verspannungen und die Kräftigung und Stabilisierung der Wirbelsäule. Übungen hierfür sind das Hohlkreuz, der Rundrücken und das Drehen oder Dehnen des Oberkörpers nach vorne.

Die Rückenmuskeln stehen dabei im direkten Zusammenhang mit den Bauchmuskeln, wobei beide als Hauptmuskel und Gegenspieler, als Agonist und Antagonist aufeinander wirken. Das bedeutet, dass

z. B. die eine Muskulatur durch die Bewegung der anderen aufgebaut werden kann. Sind die Rückenmuskeln geschwächt, kippt das Becken nach vorne und die Muskulatur am Rücken verkürzt sich. Das Beweglichkeitstraining beugt dieser Fehlhaltung vor. Auch kann z. B. ein intensives Rückentraining Muskelschwund vorbeugen oder die Wirbelsäule aktivieren. Das geschieht durch ein Abrollen, das Aufrichten der Brustwirbelsäule, die Seitenneigung, die Flankendehnung oder das Rückenstrecken und In-die-Hüfte-Gehen. All diese Übungen sind Bestandteil des Beweglichkeitstrainings.

6.2 Hüfte und Becken

Die Hüftmuskulatur besteht aus einer Gruppe verschiedener Skelettmuskeln, die rund um das Hüftgelenk sitzen. Sie entspringen dem knöchernen Becken und gehen in den Oberschenkelknochen über. Je nachdem, welche Stelle fixiert wird, ob das Becken oder die Oberschenkel, ist jeweils der andere Bereich dann beweglich. Auch die Muskeln an der Hüfte haben eine entscheidende Bedeutung für das Gehen und Stehen, Springen, Laufen und Hocken und für das Aufrichten und Aufstehen aus einer Sitzposition. Sie werden funktionell in die innere, äußere und tiefe Hüftmuskulatur eingeteilt.

Ist die Hüftmuskulatur verspannt, wird auf die Lendenwirbelsäule ein stärkerer Zug ausgeübt. Dabei kippt das Becken zu weit nach vorne, wodurch wiederum Rückenbeschwerden auftreten. Mit dem Beweglichkeitstraining wird direkt auf den Hüftbereich eingewirkt. Hier geht es weniger um das Dehnen als um die Mobilisierung, z. B. ganz einfach durch Tanz- und Schwungbewegungen.

6.3 Nacken- und Schultermuskulatur

Die Nackenmuskulatur ist direkt mit der Rückenmuskulatur verbunden und stellt die funktionelle Fortführung dar. Deshalb sind Beschwerden auch häufig auf beide Bereiche ausgedehnt. Besonders die seitliche Nackenmuskulatur und der Schultergürtel stabilisieren und bewegen die Halswirbelsäule, die Arme und den Kopf.

Fehlhaltungen führen dann zur Verspannungen, gerade auch, wenn viel im Sitzen gearbeitet und über eine längere Zeit eine unbewegliche Position eingenommen wird. Solche Bedingungen sind heutzutage meistens mit Berufen verbunden, bei denen viel am Schreibtisch und am Computer gearbeitet wird. Belastungen können jedoch auch durch andere Bewegungen der Nackenmuskulatur entstehen.

Bei einer Fehlhaltung können auch Muskelverhärtungen auftreten, die dann Steifheit und Schmerzen verursachen. Die Nackenmuskulatur wird entsprechend im Beweglichkeitstraining gedehnt und aktiviert. Das betrifft besonders die tiefen Nackenmuskeln, die mit der Bewegung des Kopfes zusammenhängen. Diese verlaufen als zweite Muskelgruppe vom Hinterhaupt zu den ersten zwei Halswirbeln und bestimmen die Feineinstellung der Kopfbewegung und den Gleichgewichtssinn durch das Ohr. Durch die Streckung des Kopfes und Nackens werden alle tiefen Nackenmuskeln angesprochen und kontrahieren gleichzeitig. Soll das einseitig erfolgen, ist das durch das Drehen des Kopfes möglich. Daneben gibt es auch zahlreiche stufenlose Bewegungskombinationen.

Bei einer Verspannung oder Verkürzung der Nackenmuskeln wird der Gleichgewichtssinn stark beeinträchtigt. Es kann dabei nicht nur zu Störungen und Schwindel kommen, sondern auch zu Kopfschmerzen, Konzentrationsstörungen und Schulterschmerzen. Auch die Bandscheibe wird durch die überstreckte Haltung des Kopfes belastet. Wenn die Halswirbelgelenke degenerieren, kommt es zu Bandscheibenvorfällen. Die Nackenmuskeln müssen daher häufig gedehnt werden, z. B. durch das Strecken der Wirbelsäule im Sitzen und das Schieben des Kopfes nach oben, während die Schultern herabgesenkt werden.

6.4 Brust und Körpermitte

Die Brustmuskulatur zu stärken, bleibt im funktionellen Beweglichkeitstraining ein wichtiger Aspekt, z. B. für Läufer oder Schwimmer. Für das allgemeine Beweglichkeitstraining ist die Brustmuskulatur auch von Bedeutung, da gerade bei einseitigen körperlichen Aktivitäten und viel Sitzen mit einer bestimmten Armhaltung auch hier Verkürzungen auftreten können, die sich bis in die Schultergelenke und in den Rücken ausbreiten und dann Verspannungen auslösen.

Die Körpermitte wiederum umfasst die Bauchmuskeln, aber auch die funktionalen Bewegungen für den Alltag im Bereich von Rücken und Hüfte. Von der Körpermitte gehen alle entscheidenden Bewegungen des Körpers aus, so die korrekte Haltung, das Anspannen bei einem Workout oder die typischen Bewegungen im Alltag. Sie setzt sich aus den tiefliegenden Muskelschichten rund um die Wirbelsäule zusammen und bleibt dabei die Verbindung zwischen Ober- und Unterkörper.

Inbegriffen sind entsprechend die Rumpf-, Bauch-, Rücken-, Gesäß-, Hüft- und Oberschenkelmuskulatur. Selbst der Beckenboden gehört zur Körpermitte und stellt eine der aktivsten Muskelgruppen für die alltäglichen Bewegungen dar. Durch Übungen im Beweglichkeitstraining wird die Stützmuskulatur aufgebaut und gekräftigt, die Haltung verbessert, und der Körper erhält mehr Stabilität und Spannkraft.

6.5 Beine, Gelenke, Knie und Wadenmuskulatur

Beim Beweglichkeitstraining und Dehnen sind besonders viele Übungen für Beine und Waden vorhanden, so für den vorderen und hinteren Oberschenkel, für die Innen- und Außenseiten und für die lange und kurze Wadenmuskulatur. Bewegt und aktiviert werden dabei natürlich auch immer die Gelenke und Knie. Die Übungen können hier sehr gezielt ausgerichtet werden und einen direkten Einfluss auf die jeweilige Muskulatur nehmen. Das Dehnen ist dabei im Stehen und Liegen am günstigsten.

So wirkt z. B. die Muskulatur der Oberschenkrückseite auf die gesamte Beckenbeweglichkeit, während die Waden- und Schenkelmuskeln auch durch zu wenig Bewegung verkürzt werden können. Es ist wichtig, Beine und Waden ausgiebig zu dehnen, wobei das statisch und auch dynamisch möglich ist. Ist erst die Wadenmuskulatur verkürzt, stört sie das gesamte Zusammenspiel aller Muskelschlingen im Bewegungsapparat. Das führt zu Dysbalancen und Verspannungen, hat auch eine ungünstige Auswirkung auf die Statik der Wirbelsäule. Verkürzen ist hier, wie wir bereits gezeigt haben, als Verlust an Flexibilität zu verstehen. Die Muskeln verändern ihre Schwingweite und den Beweglichkeitsradius, wenn sie nicht ausreichend benutzt werden. Das Beweglichkeitstraining ermöglicht dann, die Muskeln wieder in den natürlichen und ursprünglichen Spannungszustand zurückzuführen.

Dehnübungen können im Stehen und Liegen umgesetzt werden. Sie sind für das funktionale Beweglichkeitstraining genauso wichtig wie für die Schmerztherapie und das allgemeine Beweglichkeitstraining. Hier geht es weniger um eine direkte Kraftausübung als um die verbesserte Elastizität der Muskeln. Natürlich ist so auch der Weg bis zum Spagat bereitet. Für eine Spreizstellung, die meistens im Kampfsport, beim Turnen oder Ballett benötigt wird, ist das Aufwärmen der Muskulatur entscheidend. Die Dehnposition und Intensität wird dabei auch stark ausgereizt. Daher ist danach vor allen Dingen eine Auflockerung notwendig. Der Kreislauf muss sich nach den Dehnübungen immer ausreichend erholen können.

7. Das Beweglichkeitstraining – Aufbau und Funktion

Die Beweglichkeit ist entsprechend neben der Ausdauer, Kraft und Schnelligkeit der wichtige vierte Faktor in der sportlichen Betätigung und klassischen Trainingslehre. Dabei nimmt das Beweglichkeitstraining eine Sonderstellung ein und umfasst ein Flexibilitäts-, Dehnungs- und Mobilisierungstraining mit dem Schwerpunkt auf die Eigen- und Fremddehnung, genauer auf eine statische und dynamische und eine aktive und passive Dehnung. Abhängig ist die Bezeichnung davon, ob eine willkürliche oder äußere Einwirkung stattfindet, wodurch die Dehnung des Körpers erfolgt. Jeder kann sich entscheiden, welche Art der Belastung für ihn die bessere ist, wobei die dynamische sich häufig als vorteilhafter als die bekannte statische erwiesen hat. Praktisch bleibt immer auch die Kombination.

Die Beweglichkeit ist in sehr vielen Sportarten ein wichtiger Faktor, differenziert sich jedoch als gesondertes Training vor allen Dingen dadurch, dass eine bewusste Verbesserung der Elastizität, eine Trainingsvorbereitung und Prävention angestrebt ist. Das bedeutet, dass mit dem Beweglichkeitstraining Alterserscheinungen vorgebeugt werden können und die regelmäßige Ausführung bestimmter Übungen dafür sorgt, dass der Körper und Geist gesund und fit bleiben und die Belastung durch Sport besser bewältigt werden kann. Während dann einige Sportarten eine bestimmte Beweglichkeit benötigen, die auch das statische Dehnen mit einbeziehen, ist dieses für den Sport, bei dem ein erhöhter Krafteinsatz und Muskelaufbau angestrebt wird, nicht empfehlenswert, kann sogar Verletzungen und Leistungseinbußen begünstigen.

Die Beweglichkeit ist in den verschiedenen Gelenken ganz unterschiedlich ausgeprägt, weshalb auch die Übungen auf die einzelnen Körperbereiche konzentriert werden. So sind die Schultern und Arme z. B. beweglich in den Gelenken, die Hüfte jedoch nicht. Daher muss auch noch einmal im Maß der Beweglichkeit differenziert werden, ebenso in eine allgemeine und spezielle Beweglichkeit. Das bringt mit sich, dass sich dadurch auch die Beweglichkeitsanforderungen unterscheiden.

Die drei wichtigen Gelenkregionen für das Maß der Beweglichkeit sind die Wirbelsäule, die Schulter, die Hüfte und die Beine. In diesen Bereichen kann gezielt die gesamte Flexibilität und Elastizität durch ein kontrolliertes Training gesteigert werden. Das wiederum führt auch bei bereits spürbaren Altersprozessen oder Verschleißerscheinungen zu einem sehr schnellen Erfolg und kurzfristigen Verbesserungen der Dehnbarkeit. Verschiedene Methoden und Techniken unterstützen die Dehneffekte, jedoch macht erst ein regelmäßiges Training den dauerhaften Effekt. Je früher damit begonnen wird, desto günstiger wirkt sich die höhere Beweglichkeit auf den Körper aus.

Damit die Dehnfähigkeit des Körpers systematisch trainiert werden kann, sind ebenso die Belastungsnormative von Bedeutung, die zur Steuerung des Beweglichkeitstrainings eingesetzt werden. Diese umfassen neben der Ausführung auch die Belastungsintensität, die Belastungsdauer, den Belastungsumfang, die Belastungshäufigkeit und die Belastungsdichte. Die Intensität bestimmt sich durch das Dehnen bis zur maximalen Grenze und durch die Festlegung der eigentlichen Dehnschwelle. Die Dauer betrifft das Halten der Dehnung, z. B. 15 Sekunden lang mit vorgebeugtem Körper, und der Umfang bestimmt, wie viele Sätze und Wiederholungen absolviert werden. Daneben steht die Belastungshäufigkeit dafür, wie häufig in der Woche das Training stattfindet, während die Belastungsdichte die Pausen zwischen den Sätzen definiert.

Das Stretching kann dabei im angenehmen und auch gerade noch aushaltbaren Dehngefühl stattfinden, während die Abwechslung der Dehn- und Mobilisierungsübungen den Ausgleich beim Bewegungstraining schafft. Die Grenze ist dabei subjektiv festzulegen und bei allen Menschen verschieden. Auch hängt sie natürlich eng mit der körperlichen Fitness und den genetischen Voraussetzungen zusammen. Trainierte und sehr sportliche Menschen oder eine Person, die Yoga macht, haben eine weitaus höhere Dehngrenze als unbewegliche Menschen oder Kraft- und Ausdauersportler. Gerade für Letztere lohnt daher das Beweglichkeitstraining als hervorragende Vorbereitung und Ergänzung. In manchen Sportaktivitäten ist auch eine Auflockerung danach machbar.

Die bessere Beweglichkeit hat in ihrer spezifischen Ausprägung als Trainingsprogramm nicht nur Einfluss auf Körper und Geist, sondern auch auf die Anfälligkeit des Körpers und die Verletzungsprophylaxe. In extremeren Situationen bestimmt sie die schnelle Reaktion bei einem Sturz und sorgt allgemein für die Geschmeidigkeit der Muskeln, um auf Dehnung und Kraft reagieren zu können. Ein vorhandener Muskelkater kann durch Dehnen zwar nicht beseitigt werden, die Kräftigung der Muskelfasern bewirkt jedoch eine höhere Toleranz. Meistens tritt Muskelkater sowieso nur dann auf, wenn eine ungewohnte Belastung erfolgt oder wenn die Trainingsreize zu stark erfolgen.

Es gibt vier verschiedene Methoden des Beweglichkeitstrainings, die sich auf das aktiv-statische und das passiv-statische Stretching beziehen und auf eine aktiv-dynamische und passiv-dynamische Methode. Dehnen kann daher immer gezielt, mit oder ohne Bewegung oder durch äußere Einwirkung stattfinden.

7.1 Die aktiv-statische Methode

Die aktiv-statische Methode wird größtenteils in der Physiotherapie angewendet und ist auch als PNF-Methode bekannt. Hier wird durch eine gezielte Dehnung und Anspannung von einzelnen Muskeln ein Reflex ausgelöst. Dadurch wird die Muskelspannung gehemmt, während gleichzeitig ein tieferer Dehnreiz ausgeübt werden kann.

Mit der Abkürzung „PNF“ ist eine fortgeschrittene Stretching-Methode gemeint, die *Propriozeptive neuromuskuläre Fazilitation* heißt und die noch einmal von der statischen und dynamischen Dehnmethode abweicht. Sie soll den Bewegungsumfang verbessern, die Muskeln kräftigen und das Muskelgewebe in einem guten Zustand halten. Es gibt drei verschiedene PNF-Methoden, die sich in die CR-, AC, und CRAC-Methode unterteilen.

CR heißt „Contract-Relax“ und beinhaltet das Anspannen, Halten, Entspannen und Dehnen eines Muskels. AC steht für „Antagonist-Contract“ und erfordert vor der Dehnung des Zielmuskels die statische oder dynamische Anspannung des Gegenspielers, so z. B. Bauch und Rücken.

CRAC ist die “Contract-Relax-Antagonist”-Methode, die eine Kombination beider zuvor genannten Methoden ist und das Stretching und die Muskelkräftigung beinhaltet. Die Methode ist entsprechend etwas komplexer und auch nicht für jeden geeignet. Hier sind Kenntnisse über den genauen Bewegungsablauf notwendig.

7.2 Die passiv-statische Methode

Diese Methode ist die bekannteste und findet immer im Bereich des Stretchings und Dehnens statt. Durch ein passiv-statisches Training ist es möglich, die gesamte Dehnfähigkeit der Muskulatur nachhaltig zu verbessern und auch den Muskeltonus nach dem Training wieder zu senken. Dabei wird jede Stellung so lange eingenommen und gehalten, bis der Dehnreiz spürbar nachgelassen hat. Die Schwelle des Dehnungsgrads und Umfangs ist dabei bei den Menschen verschieden. Die Methode eignet sich nicht für ein Aufwärmen vor dem Sport.

7.3 Die aktiv-dynamische Methode

Wie beim PNF-Training erfordert die aktiv-dynamische Methode ebenfalls die Anspannung des Muskels und die Dehnung des Gegenspielers. Im Sport werden beide *Agonist* und *Antagonist* genannt. Die Anspannung des Agonisten bewirkt die Dehnung des Antagonisten. Die Muskeln werden gleichzeitig gedehnt und tonisiert. Für die Trainingsbelastung wird die Schwunggymnastik genutzt.

7.4 Die passiv-dynamische Methode

Neben den statischen sind die dynamischen Methoden fast immer mit Bewegung und Mobilisierung verbunden und erfordern auch das Einwirken von äußeren Kräften, z. B. durch einen Partner oder durch das eigene Körpergewicht. Bei dieser Methode wird die maximale Dehnstellung eingenommen und durch äußere Kräfte in eine tiefere und intensivere Dehnstellung gebracht. Meistens erfolgt das durch wippende Bewegungen. Hier wird die Schmerzgrenze teilweise ordentlich ausgereizt.

7.5 Anspannung und Entspannung durch Dehnen

Bei dieser Methode, die oftmals der wichtigste Teil des Beweglichkeitstrainings ist, wird der Muskel durch Anspannung gedehnt, gehalten und dann wieder entspannt. Es gleicht dem passiv-statischen Dehnen, wobei jedoch die Anspannung nach etwa 5 Sekunden noch einmal gesteigert und die Dehnstellung verstärkt und gehalten wird. Der Effekt ermöglicht, die Muskeln zeitweise zu verlängern und zu aktivieren. Die Dehnsequenz wird dabei von dem Sportler oder Anwender selbst bestimmt und sollte die Schmerzgrenze nicht überschreiten. Eine Muskelverlängerung ist in dem Sinne gemeint, dass diese wieder elastisch angepasst werden und mehr Dehnspielraum erlauben.

Bei einem Anspannungs- und Entspannungs-Dehnen wird immer der Zielmuskel vor dem eigentlichen Dehnprozess isometrisch maximal angespannt. Wird dann die Anspannung gelöst, gleicht ein statisches Dehnen den Prozess effizient aus. Wird diese Art des Dehnens beispielsweise mit einem aktiv-statischen Stretching verbunden, können im Bereich der Beweglichkeitsverbesserung die besten Erfolge erzielt werden.

8. Die verschiedenen Bereiche im Beweglichkeitstraining

Die genannten Methoden umfassen dabei auch verschiedene Bereiche, in denen das Beweglichkeitstraining zum Einsatz kommt. Die Dehnung und Mobilisierung stehen dem Kraftaufbau, der Vitalität, dem Aufwärmen und Auflockern, der Gymnastik, dem Yoga und der Entspannung gegenüber und nie entgegen. Gleichzeitig bildet die Physiotherapie einen eigenständigen Bereich für die Genesung und den Wiederaufbau der Muskeln, dient der Prophylaxe und der Aktivierung der Körperbereiche nach bestimmten Erkrankungen und Einschränkungen.

Das Beweglichkeitstraining besteht dabei immer aus Anspannung und Entspannung, kann auch ganz gezielt auf bestimmte Körperbereiche ausgerichtet sein. Die wichtigsten positiven Wirkungen sind eine kurzzeitige und eine langfristige Erhöhung der Beweglichkeitsreichweite, wenn das Training regelmäßig umgesetzt wird, und eine Reduzierung von Muskelverletzungen. Hinein spielt auch die Gleichgewichtsfähigkeit, die durch aktive und passive Trainingsmethoden verbessert wird, während gleichzeitig durch Balance-Übungen die Tiefenmuskulatur gestärkt und gekräftigt wird. Dadurch wiederum ist der Körper allgemein agiler und beweglicher, zeichnet sich auch durch eine bessere Haltung aus.

8.1 Dehnung und Mobilisierung

Einen großen Teil beim Beweglichkeitstraining nimmt das Stretching ein, das nach und nach dazu führt, dass sich die Dehnfähigkeit der Muskulatur stark verbessert. Dabei wird das Wort „Stretching" häufig auch sehr vielseitig benutzt, umfasst aber immer die dynamischen und statischen Stretching-Methoden und Techniken, die bereits als aktive und passive Varianten genannt wurden.

Dem gegenüber stehen das Dehnen mit einer isometrischen Anspannung und das Faszientraining, das über passive Bewegungs- und Dehntechniken eine Auflockerung der Muskulatur bewirkt, teilweise auch verbunden mit Massagetechniken. Das Dehnen sorgt im Beweglichkeitstraining für eine Verbesserung der Elastizität der Muskelfasern und Gelenke und gleicht währenddessen muskuläre Dysbalancen aus. Es hilft bei Muskelverspannungen und fördert dabei auch die Entspannungsfähigkeit.

Gearbeitet wird mit der Anspannung, der Ausreizung der Dehnstellung und der Entspannung danach. Die Übungen werden in ihren Stellungen wiederholt, und das Ganze wird regelmäßig umgesetzt, um die besten Effekte zu erzielen. Das Dehnen ist dabei auch immer eine Vorbereitung der Muskeln auf mehr Aktivität und Sport und kann mit der Zeit verstärkt werden. Vermieden werden sollten allerdings ruckartige Bewegungen. Die jeweilige Stellung wird immer gleichmäßig gehalten oder durch Entspannung aufgelöst.

Durch dazugehörige Mobilisierungsübungen wird der ganzheitliche Ansatz verfolgt. Während die Dehnung sich auf bestimmte Körperbereiche bezieht, findet die Mobilisierung in allen Körperbereichen statt und kann mit einem Balance-Training kombiniert sowohl die

Oberflächen- als auch die Tiefenmuskulatur ansprechen. Aktiviert wird dabei genauso das Nervensystem, während Muskeln, Bänder und Sehnen und die Gelenke stimuliert werden. Die Gelenke wiederum werden beim Mobilisierungstraining in ihrem gesamten Bewegungsradius gefordert und so neu regeneriert und mit Nährstoffen versorgt. Das erhöht grundsätzlich die gesamte Gelenkigkeit, bietet auch Schutz vor diversen Gelenkerkrankungen.

8.2 Kraft- und Vitalitätssteigerung

Das Beweglichkeitstraining verinnerlicht immer auch Aspekte des Krafttrainings und kann so in einer sinnvollen Kombination eine Ergänzung zum Ausdauertraining sein und die Vitalität steigern. Der gezielte Krafteinsatz ermöglicht eine Koordinations- und Ausdauerverbesserung, stärkt vernachlässigte Muskelpartien und die gesamte Rumpf- und Stützmuskulatur.

Spezifische Kraftübungen innerhalb des Trainingsprogramms sollen dann, je nach Zielsetzung, die Kraftausdauer verbessern und gleichzeitig auch bewirken, dass die benötigte Kraftleistung über eine bestimmte Zeit lang während des Beweglichkeitstrainings aufgebracht werden kann. Die Stabilität des Rumpfes, der Bauch- und Rückenmuskulatur erweist sich dann als positiv für den Alltag mit direkter Einwirkung auf kleine und tiefliegende Muskeln und ebenso auf die großen Muskelstränge. Verbunden werden entsprechend Kraft, Koordination und Gleichgewichtsübungen, am besten auf einer instabilen Unterlage. Das Beweglichkeitstraining erfordert dabei Regelmäßigkeit und langsame und in der Geschwindigkeit gleichbleibende Übungsabläufe mit gezielter Krafteinwirkung.

8.3 Sportvorbereitung und Gymnastik

Wie wir bereits gezeigt haben, ist das Dehnen oft Teil der Sportvorbereitung, sollte jedoch immer im Rahmen des Trainingsprogramms selbst stattfinden und an den ausgeübten Sport angepasst sein. Für bestimmte Sportarten ist das statische Dehnen unsinnig und bewirkt sogar das Gegenteil, z. B. dass Muskelkater entsteht, Verletzungen begünstigt werden oder die Sprunghöhe abnimmt. Dagegen ist das dynamische Dehnen genau richtig, um die Muskulatur vorzubereiten und aufzuwärmen.

Trotzdem ist Stretching alleine noch kein Aufwärmen und bildet nur einen Teilbereich des Ganzen. Auch beim Ausdauersport, z. B. beim Laufen, ist das Dehnen als exzentrische Belastung vorher und nachher nicht zu empfehlen, da es eine zusätzliche Kraftauswirkung auf die sowieso schon stark beanspruchten Muskeln bewirkt und so dann auch die muskuläre Regeneration verzögern kann. Zum Aufwärmen genügt das Einlaufen. Ein zusätzliches Stretching ist nicht notwendig. Auch kann durch das Dehnen kein Muskelkater verhindert werden, wenn die Trainingsreize trotzdem zu stark oder zu ungewohnt erfolgen. Vielmehr wird Muskelkater durch ungünstiges Stretching provoziert. Ein sinnvolles Dehnprogramm durch ein durchdachtes Beweglichkeitstraining ist daher gerade unter diesen Bedingungen unbedingt zu empfehlen.

Für die Gymnastik und Sportarten, die eine höhere Beanspruchung der Muskellänge und Gelenke erfordern, ist das statische Dehnen zweckmäßiger, aber auch das dynamische Stretching Teil des Trainingsprogramms. Es dient weniger einer Vorbereitung als einer Muskelanpassung. Die Dehnung sorgt dafür, dass durch eine Reihe an Übungen der beanspruchte Muskel unter Zugspannung gesetzt wird, während die Beweglichkeit und Gelenkigkeit verbessert werden können. Das statische Dehnen verzichtet auf die federnden und ruckartigen Bewegungen und umfasst final eingenommene Dehnpositionen. Zum Dehnungsreiz kommt dann eine Muskelanspannung hinzu, wobei der Agonist und der Antagonist betroffen sind und damit eine reflektorische Entspannung des zu dehnenden Muskels erreicht wird. Die dynamische Dehnung gleicht das Ganze nachträglich aus. Die durch das Dehnen allmählich eingespielte und angepasste Muskulatur ist die Voraussetzung für die benötigten natürlichen Bewegungen der Gymnastik oder des Turnens.

8.4 Yoga und Faszientraining

Yoga ist bekannt für Übungen, bei denen vor allen Dingen bestimmte Körperhaltungen eingenommen werden und dabei eine tiefe Geistreinigung stattfinden soll. Das ist durch das Dehnen möglich, wobei der Übungsanspruch natürlich etwas höher ist. Während der Körper eine bestimmte Position einnimmt, soll er gleichzeitig entspannt sein und Konzentration möglich machen. Die Dehnung erfolgt entsprechend immer im angenehmen Bereich und wird von Mensch zu Mensch in unterschiedlicher Intensität umgesetzt.

Dazu gibt es viele Yogarichtungen, die speziell auf verschiedene Charaktere zugeschnitten sind, leichter oder schwieriger gelingen. Das Yoga bildet nur einen geringen Teilbereich des Beweglichkeitstrainings, kann aber mit diesem sehr günstig kombiniert werden. Hilfreich ist es natürlich, wenn jemand die Materie des Yogas bereits kennt und diese auch im Beweglichkeitstraining praktisch umsetzen und anwenden kann. Beim Yoga spielt dabei auch die richtige Atmung eine Rolle, auf die gesondert Wert gelegt wird. Es gilt, auf sein Körpergefühl zu lauschen und eine Stellung einzunehmen, durch die der Geist geklärt werden kann und so dann die Entspannung erfolgt.

Der meditative Aspekt des Yogas fällt in Zusammenhang mit dem Beweglichkeitstraining weg. Trotzdem gibt es Dehnübungen, die auch diesen Effekt ermöglichen, besonders wenn das Training regelmäßig erfolgt und der Körper sich längst an die Dehnprozesse gewöhnt hat.

Das Faszientraining wiederum verbindet sich mit dem Gleichgewichtstraining und spricht alle Weichteilkomponenten des Bindegewebes an. Die Beweglichkeit und die Elastizität des Körpers werden verbessert, dazu können glatte, strukturierte oder genoppte Rollen genutzt werden, die ebenfalls die Muskulatur auflockern und direkt ansprechen.

Das Faszientraining kann schön abwechslungsreich gestaltet werden und ist häufig ein Teilbereich des Beweglichkeitstrainings, besonders bei der Gesundheitsprävention und Therapie. Hier sorgen federnde Bewegungen und das dynamische Dehnen für den positiven und stimulierenden Effekt, der auch eine langfristig positive Wirkung hat und oftmals direkt auf das Bindegewebe ausgerichtet ist. Die Übergänge zwischen dem Stretching, der Gymnastik und dem Faszientraining bleiben fließend. Das Fasziengewebe wird aufgelockert und bildet neue Puffer und Flüssigkeitsreserven. Das gestattet die Mobilisierung des Körpers und das Lösen von Muskelverhärtungen und Verspannungen.

8.5 Energie und Fitness

Durch das Vor-, Zwischen- und Nachdehnen, die Mobilisierung und die Krafteinwirkung im Beweglichkeitstraining werden die körperliche Fitness und der Energieumsatz gesteigert. Alle Körpersysteme werden auf eine bestimmte Leistung und auf maximale Bewegungsradien vorbereitet und mit der Zeit günstig stimuliert. Daher fördert das dynamische Dehnen durch die Vielseitigkeit der Übungen auch die sportliche Leistung und gehört zum Aufwärmtraining bei Fitnessprogrammen.

Durch das Nachdehnen kann die Beweglichkeit länger erhalten bleiben und damit die Leistung direkt beeinflusst werden. Sportler, die entsprechend beim Fitnesstraining das Beweglichkeitstraining und das Dehnen weglassen, spüren die negativen Auswirkungen relativ schnell. Typisch sind Zerrungen, Muskelkater oder eine allgemeine Überlastung der Gelenke, Sehnen und Bänder. Für die körperliche Fitness ist das Beweglichkeitstraining entsprechend besonders notwendig. Weiche und schwunghafte Dehnpositionen mit federnden Bewegungen gleichen die Belastung aus und unterstützen auch eine Aufwärmphase.

Der Energieumsatz wiederum wird durch die höhere Beweglichkeit nach und nach gesteigert, wodurch auch andere positive Effekte entstehen. Der Körper kann sich schneller regenerieren, entgiftet und verdaut schneller und legt dann auch nicht zu schnell an Gewicht und Fettreserven zu. Der Stoffwechsel wird angeregt, die Muskulatur dabei aufgewärmt und stabilisiert. Damit erhöht sich allgemein das Wohlempfinden, während Müdigkeit und Erschöpfungszustände verschwinden. Die Umwandlung aller aufgenommenen Nährstoffe geschieht schneller. Auch für die Organe ist der Energiegrundumsatz entscheidend für die korrekte Funktion. Nach Erkrankungen kann sich der Körper schneller erholen und die allgemeine körperliche Anstrengung fällt leichter. Das Beweglichkeitstraining hat daher selbst für die Gewichtsreduktion und den Muskelaufbau eine wichtige Bedeutung.

8.6 Physiotherapie und Vorsorge

Im Gesundheitssport erfordert das Beweglichkeitstraining weniger die Beanspruchung des gesamten Körpers als eine gezielte Dehnung, wird vor allen Dingen in verschiedenen Übungen zur Wiederherstellung geschwächter Muskeln angewendet. Es bleibt ein wichtiger Bestandteil der Rehabilitation, um eine Regeneration möglich zu machen, die Muskulatur zu kräftigen und die Beweglichkeit erneut zu steigern. Das ist der eigentliche Zweck jedes Beweglichkeitstrainings, daher wird auch von Zweckgymnastik gesprochen. Gearbeitet wird meistens mit statischen und dynamischen Dehnmethoden, wobei die dynamischen überwiegen und weniger Schmerz bereiten.

Muskuläre Dysbalancen wiederum können durch das reine Dehnen nicht korrigiert werden. Hier erweist sich ein Beweglichkeits- und Krafttraining mit einer vergrößerten Bewegungsreichweite als sinnvoller, da so beide Bereiche angesprochen werden, sowohl die Beweglichkeit als auch die Kraft. Sobald Verspannungen und Schmerzen vorhanden sind, gewöhnt sich der Mensch häufig daran, erst einmal eine Schonhaltung einzunehmen. Er versucht so, den Schmerz etwas erträglicher zu machen, während es wichtiger wäre, eine nachlassende Mobilität und Beweglichkeit wiederherzustellen. In der Physiotherapie wird dann gezielt mit Bewegungen gearbeitet, die auf die Muskulatur und Muskelfasern wirken. Dabei wird ein schonendes Training angestrebt, um Schmerzen zu vermeiden oder die Muskeln nicht zu stark zu reizen.

Physiotherapeutische Ansätze und die Prophylaxe zielen letztendlich darauf ab, die vorhandenen Beschwerden der Betroffenen durch ein gezieltes Bewegungstraining und einen bestimmten Ablauf an Übungen wieder zu reduzieren. Gleichzeitig geht es um die Nachbehandlung und Rehabilitation bei gesundheitlichen Problemen und nach schwereren Operationen. Werden die Muskeln nicht ausreichend belastet und gereizt, werden sie schwächer und verkürzen sich, gerade dann, wenn immer die gleiche Bewegungsabfolge stattfindet oder die Bewegung durch Versteifung oder Schmerz eingeschränkt ist. Hierfür reicht ein reines Krafttraining nicht aus, so dass sich die Physiotherapie dann auf die Stärkung der Muskeln durch Übungen des Beweglichkeitstrainings konzentriert.

Verbunden wird dieses dann wiederum mit einem Faszientraining und der üblichen Krankengymnastik. Die Beweglichkeit soll wiederhergestellt werden und wird durch aktive und funktionelle Übungen gefördert. Auch die passive Mobilisierung spielt eine Rolle, z. B. um Verspannungen, Verhärtungen und Schmerzen zu lösen und zu reduzieren. Die durch OP oder durch krankheitsbedingte Folgen geschwächte Muskulatur wird mit Koordinations-, Haltungs- und Kraftübungen aufgebaut.

9. Die korrekte Umsetzung und das tägliche Training

Das Beweglichkeitstraining erfordert immer eine korrekte Umsetzung, gerade in Hinblick auf die geeigneten Methoden. Da es vielseitig den Sport und auch eine Rehabilitation unterstützen kann, gilt es, die Übungen anzupassen und eine gezielte Wirkung zu erreichen. Gleichzeitig ist für das Beweglichkeitstraining immer entscheidend, dass die Regelmäßigkeit der Umsetzung dazu beiträgt, den Körper beweglicher und elastischer zu machen.

Dehnen bleibt dabei kein Allheilmittel, auch wenn es grundsätzlich einen positiven Effekt auf den Körper hat. Kleinere Verletzungen, Risse oder ein ausgewachsener Muskelkater können nicht über das Dehnen beseitigt werden. Auch hilft das Dehnen nur bedingt, wenn bereits Bewegungseinschränkungen durch eine Überbelastung der Fall sind, da der Schmerz so eher verstärkt als beseitigt wird.

Die Dehnung ist dazu gedacht, eine funktionelle Beweglichkeit für den Sport zu begünstigen und den Körper geeignet zu mobilisieren. Dabei ist es wichtig, das Beweglichkeitstraining auch auf die Bedürfnisse des Sportlers oder Anwenders anzupassen. Das Dehnen ist notwendig, um die Leistungsfähigkeit, Beweglichkeit und Regeneration sinnvoll zu optimieren. Auch körperliche Stärken können so gezielt hervorgehoben und mittels Stretching erweitert werden.

Jeder Sportler sollte sich dabei bewusst machen, dass auch im Sport alles seine Zeit braucht. Häufige Fehler betreffen die Ungeduld, dass viele versuchen, eine bestimmte Leistung und Dehnbarkeit zu schnell erreichen zu wollen. Das Beweglichkeitstraining benötigt jedoch Disziplin und Zeit. Alleine das Bindegewebe braucht für eine neue Längenanforderung an die Muskeln etwa 1 bis 2 Jahre. Ein gesteigerter Dehnreiz zeigt entsprechend erst nach und nach seine Wirkung.

Einfluss haben aber auch die individuelle Beweglichkeit im Alltag und die körperlichen Voraussetzungen eines Menschen. Das betrifft die Bewegungsgewohnheiten, die im Gehirn als neurale Muster entstehen und dann den Spielraum der Beweglichkeit vorgeben. Zum einen muss jede Bewegung erst erlernt werden, zum anderen lässt der Körper zunächst nur die Dehnungen und exzentrischen Verformungen zu, an die er gewöhnt ist. Die Beweglichkeit wird entsprechend durch den neuralen Einfluss gelenkt, während der jeweilige Dehnungsschmerz ein neurales Warnsignal bleibt und darauf verweist, dass die eingenommene Position von der normalen Körperbewegung abweicht. In einem gewissen Rahmen ist das unbedenklich. Schmerz sollte dabei jedoch vermieden werden.

Das Beweglichkeitstraining ist dabei ein kontinuierliches Mobilisieren und kann ein guter Ausgleich zum Alltag und auch zum ausgeübten Sport sein. Gerade Menschen, die viel im Sitzen arbeiten, wobei sie eine ungünstige Beugehaltung einnehmen, verbessern die Haltung wieder durch die Aktivierung der Streckmuskulatur. Nach dem Sport bewirkt das Dehnen, direkt von der Leistungsbereitschaft des Körpers in die benötigte Entspannung zu wechseln, ohne dass der Vorgang zu abrupt erfolgt. Das Nachdehnen hat dabei einen Effekt auf die vegetative und mentale Regeneration. Gleichzeitig verbessert es die Erholungsfähigkeit des Körpers.

Wichtig ist es, sich so zu dehnen, dass die Mikrorisse in den Muskeln nicht vergrößert werden, entsprechend eher mit federnden und dynamischen Bewegungen gearbeitet wird und nicht mit statischen

Übungen. Dann ist auch die Anregung des Stoffwechsels und der Durchblutung besser möglich, während der Körper nicht überbelastet oder in den kleineren Muskelverletzungen und Rissen weiter gereizt wird.

Viel benötigt wird für das Beweglichkeitstraining nicht. Dazu kann es überall gemacht werden. Die meisten Übungen erfolgen im Stehen, im Sitzen und im Liegen. Hilfreich kann eine Gymnastikmatte sein, wenn es um das Abrollen oder den Vierfüßlerstand geht. Auch für stehende Bewegungen kann die Matte einen besseren Halt bieten und eine stabilisierende Wirkung haben.

Weiterhin sollte die Kleidung dem Training angepasst sein, angemessen und funktionell bleiben, ohne die Bewegungen zu stören oder einzuschränken. Eine Sporthose oder Leggings und ein locker sitzendes T-Shirt genügen in der Regel. Natürlich kann auch auf knappere Sportbekleidung zurückgegriffen werden. Für das Beweglichkeitstraining und Yoga gibt es z. B. schöne gepolsterte Bustiers und Sporttops für Frauen. Für Männer zählt meistens die Bequemlichkeit.

Empfehlenswert ist dabei immer, sich auch vor dem normalen Beweglichkeitstraining kurz aufzuwärmen, damit der Bewegungsapparat dehnfähiger und elastischer ist und die Muskulatur genügend aufgewärmt wird. Die Körpertemperatur wird dabei gesteigert und die Durchblutung angeregt. Hier genügen Auflockerungsübungen, das Seilspringen oder das lockere Laufen mit Hockübungen oder Nacken- und Schulterbewegungen.

Sinn des Aufwärmens durch Dehnen ist dabei immer die Verletzungsvorbeugung. Das Beweglichkeitstraining selbst gleicht dann auch Bewegungsdefizite aus. Die Mobilisierung und das Dehnen gehen dabei Hand in Hand. Nach dem Aufwärmen startet das Beweglichkeitstraining mit der Mobilisierung und mit einer gezielten Wirkung auf alle Muskelbereiche, die bearbeitet werden sollen oder für den

Sport benötigt werden. Das Dehnen selbst wird nur für Disziplinen benötigt, die eine extremere Beweglichkeit benötigen, z. B. für das Turnen, Ballett, die Gymnastik, das Yoga, das Schwimmen, das Surfen und ähnliche Sportarten. Die Übungen werden dabei auch auf die späteren Belastungsanwendungen abgestimmt.

Einen negativen Effekt hat das Dehnen auch bei anderen Sportarten nicht, wenn nicht gerade der trainierte Muskel beansprucht wird. Als allgemeine Auflockerung können bestimmte Muskelpartien bewegt und gedehnt werden, die mit dem beanspruchten Muskel nichts zu tun haben. Gesünder und auch effektiver ist es im Beweglichkeitstraining allgemein, lieber etwas länger und mit lockeren Übungen zu trainieren als mit Übungen, die kurz und zu kraftvoll erfolgen. Bewegungen sollten dabei immer ruhig und gleichmäßig und nicht mit allzu viel Schwung ausgeführt werden.

Für Menschen, die das Beweglichkeitstraining zum Ausgleich für die angespannten und häufig auch unnatürlichen Haltungen im Büro oder Alltag nutzen oder um Verspannungen und Verletzungen vorzubeugen, gibt es einfache Dehnübungen mit mittlerer Belastung. Sollen dagegen langfristige Dehnerfolge erzielt werden, entsprechend der Bewegungsradius vergrößert werden, sind gezielte Dehn-Einheiten notwendig, wobei auch die Dehnposition jeweils noch einmal verstärkt wird. Trainingseinheiten sollten dabei in regelmäßigen Abständen gehalten werden und die intensiven von den lockeren Einheiten abgewechselt werden.

Vermieden werden sollte dabei grundsätzlich eine Überbelastung oder die Ausreizung der Schmerzgrenze. Nach dem Training ist Erholung angesagt und es darf auch eine angenehme Ruhe und Erschöpfung eintreten. Zeigen sich bereits während der Übungen bestimmte Probleme, z. B. Schwindel oder Schmerzen, sollte das Training abgebrochen werden. Auch ist eine Beratung durch einen Arzt sinnvoll, um herauszufinden, inwieweit das Dehnen und Mobilisieren für den eigenen Körper überhaupt geeignet ist. Es sollte dabei auch immer ausreichend viel getrunken werden, z. B. stilles oder mineralhaltiges Wasser. Wird der Körper mit Flüssigkeit versorgt, kann er besser arbeiten und die Belastung günstiger kompensieren. Dazu benötigen Zellen immer genügend Wasser für den Stoffwechsel und die Regeneration.

Das Beweglichkeitstraining startet immer mit dem Aufwärmen, der Mobilisierung, dem Dehnen, einigen Kraftübungen und dem Nachdehnen. Dabei wird die richtige Ausgangsposition eingenommen, während alle dazugehörigen Bewegungen dann konzentriert ausgeführt und auch in der Stellung und Bewegungsrichtung gewechselt werden. Das Beweglichkeitstraining besteht immer aus der Wiederholung der Übungsabläufe, so dass mehrere Sätze und dazwischenliegende Pausen ebenso dazugehören. Hier muss das Trainingsziel nicht zu hoch geschraubt werden, sondern kann in kleinen Raten nach und nach gesteigert werden. Das führt dann auch dazu, dass die eigene Leistung mit dem Ausstoß der Glückhormone belohnt wird. Sport und Bewegung machen zufrieden und ausgeglichen. Eine zu hohe Erwartung dagegen wächst sich zur Belastung aus und fördert auch nicht die innere Balance.

10. Die besten Übungen für das Beweglichkeitstraining

Hinweis: Leere Seiten in Kapitel 10 dienen der besseren Übersichtlichkeit und Anschaulichkeit der Übungen.

Das Beweglichkeitstraining ist umfangreich und kann in verschiedenen Abläufen gestartet werden, wobei die Übungen dann gezielt auf das Aufwärmen der Muskulatur, auf ein Krafttraining, die Koordination, auf das Dehnen und Stretching, auf Yoga und die Mobilisierung ausgerichtet sind. Gleichgewichtsübungen sorgen für eine Stabilisierung und Optimierung aller Bewegungsabläufe. Durch die Kombination aller Bewegungsansprüche erhält der Sportler ein besseres Körpergefühl und erhöht gleichzeitig die eigene Beweglichkeit und Leistungsfähigkeit. Trainiert werden die Schultern, der Nacken, die Oberarme, die Rumpfmuskulatur, der Rücken, die Brust, die Hüfte, die Gesäßmuskeln, die Oberschenkel und Waden.

10.1 Kraft und Stärkung

Kraft und Beweglichkeit sind keine eigentlichen Gegensätze, sondern können hervorragend kombiniert werden. Die Beweglichkeitsleistung ergibt sich aus der Zusammenwirkung der Dehnung als elastische Eigenschaft von Muskeln, Bändern und Sehnen und der dazugehörigen erforderlichen Kraft, um den Bewegungsspielraum anatomisch möglich zu machen. Dabei können Muskeln auch gezielt trainiert und gekräftigt und eine intensive Mobilisierung angegangen werden, die mit exzentrischen Kraftübungen kombiniert werden. Dadurch wird ein Trainingsreiz ausgeübt, die Belastung aber durch Dehnung und Mobilisierung ausgebremst. Der jeweilige Muskel wird nicht verkürzt, sondern gedehnt und flexibler gemacht. Das führt zu einer besseren Verteilung der Kräfte auf die Muskulatur und zur Entlastung und Stabilisierung durch eine Mobilisierung.

Übung I – Fahrradfahren (Bein- und Bauchmuskulatur)

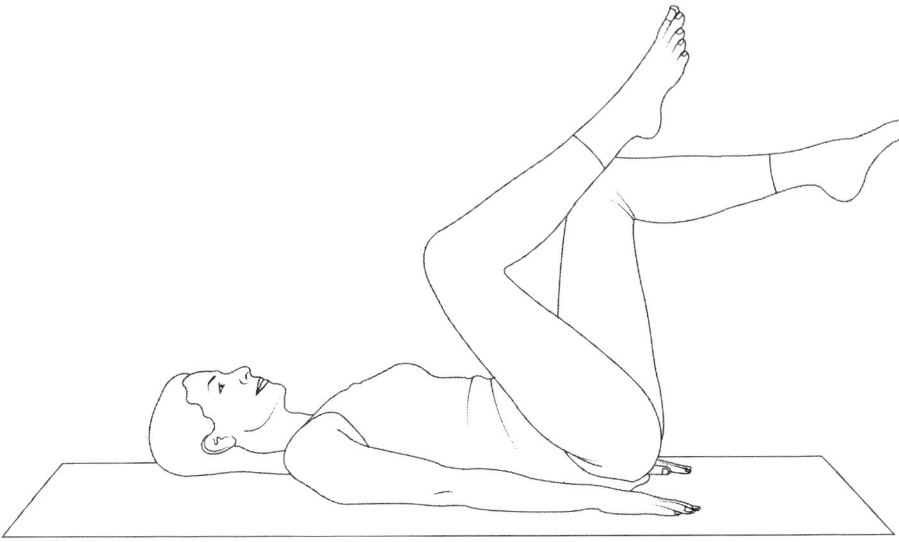

Eine bekannte Übung, die Teil vieler Trainingsvorbereitungen ist und auch allgemein die Bein- und Bauchmuskulatur stärkt, ist das Fahrradfahren. Der Anspruch an die Übung kann dabei leicht oder auch schwieriger sein. Wie in der Abbildung zu sehen, ist die Bewegung einheitlich und im Liegen möglich, kann aber auf einer Gymnastikmatte auch günstig mit einer erhöhten Bewegungsausführung kombiniert werden, indem z. B. die Beine gesenkt und wieder angespannt werden. Als Kraftübung ist sie häufig eine der Übungen in der Krankengymnastik. Im Beweglichkeitstraining bereitet sie auf die weiteren Übungen vor, wobei der Muskel weniger gedehnt als gekräftigt wird.

Übungsablauf

1. Nimm auf einer Matte die Rückenposition ein und strecke die Beine gerade aus.
2. Die Arme liegen ausgetreckt neben dem Oberkörper, der Blick ist nach oben gerichtet.
3. Nun hebe die Beine an und versetze sie leicht in der Luft. Die Beine sind dabei leicht eingeknickt und das Ausatmen erfolgt kontinuierlich.
4. Führe jetzt das Knie in Richtung deines Kopfes und drücke das andere Bein nach hinten. Die Bewegung gleicht dabei dem typischen Treten in die Pedale eines Fahrrads. Dabei spürst du deine Bauchmuskeln durch die höhere Anspannung.
5. Bewege die Beine mehrere Male im Kreis und senke sie wieder auf die Matte.
6. Nach einem kurzen Durchatmen wiederholst du das Anheben und Treten im gleichmäßigen Rhythmus. Dabei kann die Beinstellung auch abgewechselt werden.
7. Entspanne danach kurz und liege auf der Matte, um tief ein- und auszuatmen.
8. Wiederhole das Ganze 5 Mal hintereinander. Wechsle die Beinhaltung dabei ab.

Übung 2 – Kniestand (Hüftbeweglichkeit)

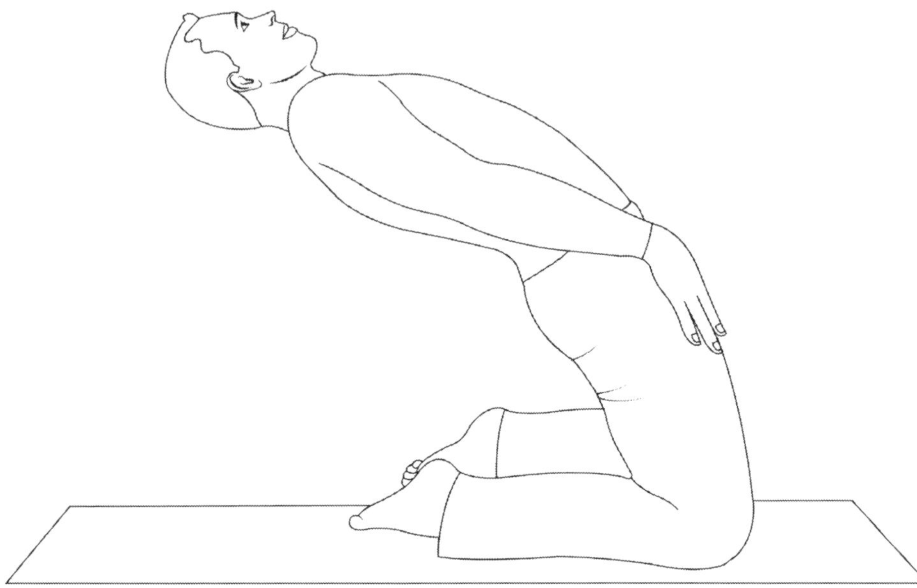

Diese Übung kann in zwei verschiedenen Ausführungen besonders effektiv sein und die Hüftmuskulatur kräftigen und aktivieren. Gezeigt werden sollen daher beide Varianten, die in das Beweglichkeitstraining eingebaut werden können. Möglich ist auch, beide Übungen nacheinander zu machen, um den Kraftanspruch zu erhöhen und die Muskulatur ordentlich aufzuheizen.

A: Kniestand mit Rückenbeuge

Ziel des Kniestands ist es, die Hüfte in ihrem Bewegungsumfang stärker zu mobilisieren. Die Übung erfordert daher Konzentration und Balance, mit dem langsamen Zurückbeugen des Rückens. Wichtig sind dafür kräftige Beine und eine gestärkte Bauchmuskulatur. Nicht jeder wird die Übung auf Anhieb korrekt umsetzen können, so dass sie in der Belastung angepasst werden muss. Zunächst ist es nicht so wichtig, wie weit sich zurückgebeugt wird, sondern lediglich dass eine

Neigung nach hinten erfolgt, die dann nach und nach tiefer gelingt. Ist die Dehnung perfekt und reicht der Kraftaufwand, lässt sich der Oberkörper aus der liegenden Position auch wieder aufrichten.

Auch die richtige Atmung ist bei dieser Übung notwendig und gleicht die Positionshaltung aus. Aktiviert werden der Hüftbeuger, die Knie und die Bauchmuskulatur. Bei der Übung wird aus dem Kniestand eine Rückenbeuge eingenommen, die dann die Wirbelsäule und die Muskelfasern entlastet. Daneben sorgt der Kniestand mit Beuge für eine praktische Spannungsregulierung der vorderen Muskelkette und stärkt den Rücken. Die Übung ist eine Mischung aus dynamischer und statischer Dehnung und erhöht die allgemeine Beweglichkeit und die Muskelkraft des Körpers.

Übungsablauf

1. Bei der Ausgangsposition befinden sich beide Knie auf der Matte, während die Beine leicht auseinander stehen. Eine stabile und breite Basis ist dabei entscheidend, wie weit du dich zurücklehnen kannst. Auch ermöglicht sie, dass du deine Fähigkeit hier ausreichend testen kannst.
2. Im Kniestand liegen die Arme locker am Oberkörper an. Du kannst sie auch auf die Oberschenkel legen. Der Blick ist nach vorne gerichtet, der Körper gespannt und durchgestreckt.
3. Versuche nun, dich langsam nach hinten zu senken, ohne zu fallen. Halte die Position einige Sekunden und gehe wieder in die Ausgangsposition zurück.
4. Je häufiger du diese Übung machst, desto weiter wirst du dich zurücklehnen können.
5. Die Atmung wird gleichzeitig verlangsamt, während jede Beugung nach hinten mit dem Ausatmen und das Aufrichten des Körpers mit dem Einatmen kombiniert wird.
6. Sobald du dich weit und tief nach hinten zurücklehnen kannst, wird auch das Aufrichten anspruchsvoller. Die Ausführung verlangt Balance und Konzentration.
7. Die Übung wird, je nach Tiefe und Anspruch, 5 Mal wiederholt.

B: Kniestand mit Vorbeugen

Die gleiche Übung kann als Kniestand auch vereinfacht werden, indem die Beugung des Oberkörpers nach vorne erfolgt. Dabei werden dann vermehrt die Koordination und der Rücken gestärkt. Da der Oberkörper kontrolliert vorgebeugt und leicht federnd auf und ab bewegt wird, kann so auch die tiefere Rumpfmuskulatur angesprochen werden.

Übungsablauf

1. Nimm für diese Variante die gleiche Stellung auf den Knien auf der Matte ein.
2. Neige nun den Oberkörper im Kniestand leicht nach vorne, wobei dein Kopf die Verlängerung zur Wirbelsäule ist und die Arme nach hinten ausgetreckt bleiben. Dadurch wird das Gleichgewicht wesentlich besser gehalten.
3. Senke und hebe nun den Oberkörper, der nach vorne geneigt ist, auf und ab.
4. Wiederhole die Übung 10 Mal und kehre dann in den aufgerichteten Kniestand zurück.
5. Versuche dabei, gleichmäßige und langsame Bewegungen durchzuführen, die eine Dehnung unterstützen.

Übung 3 – Hüftbeugung im Ausfallschritt (Kraft aus der Hüfte)

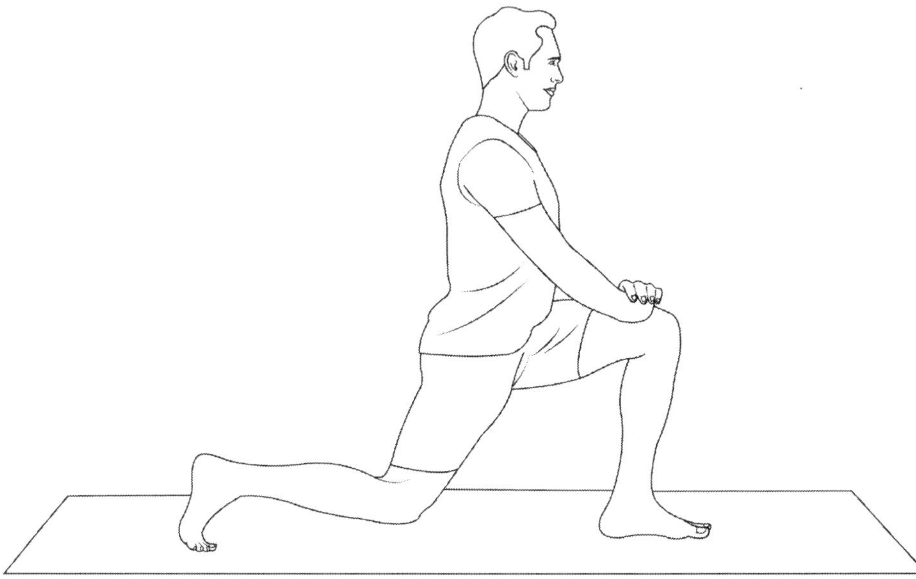

Mit dieser Übung wird vor allen Dingen die vordere Hüftmuskulatur gekräftigt und beinhaltet gleichzeitig das Dehnen der Oberschenkel und Waden. Dabei ist es wichtig, mit Kraft die Hüfte in Richtung Boden zu drücken und den Ausgleich durch leicht schwingende Bewegungen zu schaffen.

Auf einer Matte gelingt die Übung etwas leichter. Hier wird direkt der Hüftbeuger trainiert. Er ist für viele Bewegungen nötig und kann innerhalb eines gezielten Bewegungstrainings auch helfen, Rückenschmerzen zu vermeiden oder zu reduzieren. Durch die Übung wird der Hüftbeuger in seinem gesamten Bewegungsumfang ausgereizt, während der Ausfallschritt dafür sorgt, dass keine zu hohe Kraft- und Muskelspannung bewirkt wird.

Übungsablauf

1. Für die Ausgangsposition wird mit dem rechten Bein ein großer Schritt nach vorne gemacht, während das hintere Bein nach hinten zeigt. Dabei erreichen die Knie etwa eine Beuge von 90 Grad.
2. Dein Oberkörper ist aufrecht durchgestreckt. Richte deinen Blick nach vorne.
3. Deine Arme kannst du dabei in den Hüften oder auf dem vorderen Knie abstützen, wie du es in der Abbildung siehst.
4. Senke dich nun hinab und versuche die Position etwa 5 Sekunden zu halten, ohne dass du dabei dein hinteres Knie ablegst.
5. Erhebe dich wieder langsam und entlaste die Muskeln durch leichtes Schwingen.
6. Wechsle das Bein und mache das Ganze im Ausfallschritt mit der anderen Seite.
7. Die Übung wird 5 Mal auf beiden Seiten wiederholt. Sie benötigt Konzentration und Anspannung.

Übung 4 – Oberschenkel-Kniebeuge

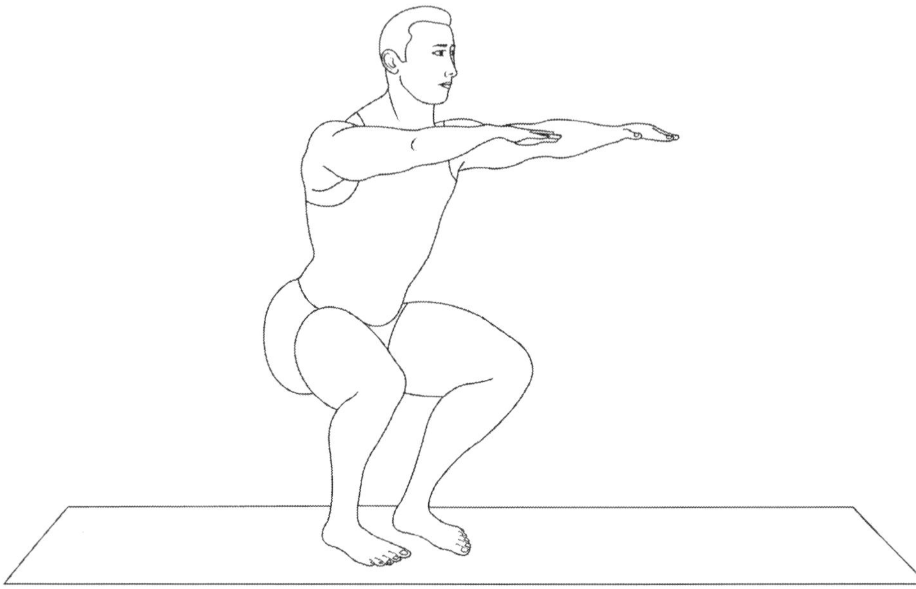

Die Kniebeuge ist eine der effektivsten Grundübungen im Beweglichkeitstraining. Erforderlich sind für die korrekte Ausführung Kraft und Mobilisierung, die dann auch direkt auf die Oberschenkelmuskulatur wirken. Genauso werden die Wadenmuskulatur, der Bauch und der Rücken trainiert.

Da bei der Übung auch die Gelenke und die Kniescheibe beansprucht werden, ist es wichtig, die Hocke richtig zu machen. Hier erfolgt ein stärkerer Anpressdruck und damit eine Belastung auf das Knie, wenn es zu 90 Grad gebeugt wird. Je weiter in die Hocke gegangen wird, desto mehr nimmt der Druck wieder ab. Sind dabei die Knie hinter den Fußspitzen, fällt die Belastung verstärkt auf die Hüftgelenke. Das wiederum entlastet das Knie.

Die Kniebeuge ist sowohl ein eigenständiges Krafttraining als auch Teil des Beweglichkeitstrainings für die Dehnung und Entlastung der Beinmuskeln. Sie kräftigt die Oberschenkelvorderseite und die gesamte Gesäßmuskulatur, ist dabei auch eine der besten Aufwärmübungen für das Turnen oder Krafttraining. Benötigt wird eine gute Beweglichkeit in den Knie-, Sprung- und Hüftgelenken. Auch die Streckfähigkeit der Wirbelsäule wird verbessert.

Da die Kniebeuge gleichzeitig mit beiden Beinen ausgeführt wird, ist sie symmetrisch, während beide Körperhälften hervorragend ausbalanciert werden. Für andere Trainingsprogramme benötigt die Übung eine korrekte Durchführung und die Flexibilität durch weitere Beweglichkeitsübungen, damit es nicht zu Dysbalancen kommt. Je breiter die Füße bei der Kniebeuge auseinanderstehen, desto einfacher ist das Senken in die Tiefe. Ziel ist jedoch der hüftbreite Stand mit einer hohen Beugekraft.

Übungsablauf

1. Stelle dich aufrecht hin, so dass deine Füße parallel zueinander aufgestellt sind und etwa hüftbreit auseinander stehen. Auf diese Weise verteilt sich dein Körpergewicht gleichmäßig.
2. Der Oberkörper ist aufgerichtet, die Knie sind nicht vollständig durchgestreckt, damit die Bänder im Kniegelenk etwas geschont werden. Hebe und strecke die Arme gerade nach vorne.
3. Nun beuge die Beine langsam durch und senke dich nach unten, wobei das Becken leicht nach hinten und der Oberkörper nach vorne verlagert werden. Gegenüber anderen Übungen ist hier ein leichtes Hohlkreuz erwünscht.
4. Spanne die Bauchmuskeln an und gehe dabei so tief nach unten, wie du kannst. Die Fersen sollten jedoch auf dem Boden bleiben und die Knie befinden sich während des Beugens etwas über der Fußmitte.
5. Halte die Position und richte deinen Oberkörper mit vorgestrecktem Brustkorb wieder langsam auf. Dabei müssen die Knie nicht vollständig durchgestreckt sein. Vergiss beim Ausführen nicht das tiefe Ein- und Ausatmen. Sobald die Beine gestreckt sind, wird ausgeamtet.
6. Die Übung wird 5 Mal wiederholt und mit gleichmäßiger Bewegung ausgeführt. Auf beide Beine sollte die gleiche Belastung erfolgen. Mit der Zeit kann die Übung natürlich gesteigert werden und hat immer eine kräftigende Wirkung.

Übung 5 – Rumpfmuskulatur-Stretch mit Unterarmstütz

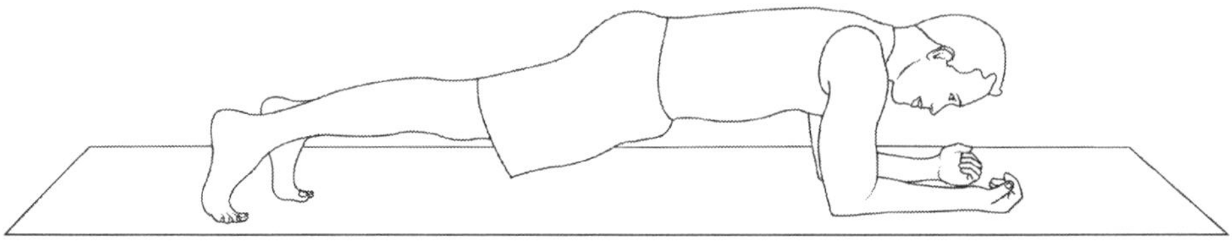

Die hohe Beweglichkeit und Gelenkigkeit sind bei Turnern, Tänzern, Athleten und im Ballett entscheidend, aber auch für Kraft- und Ausdauersport notwendig. Daher ist eine wichtige Übung innerhalb des Beweglichkeitstrainings die Stärkung der Rumpfmuskulatur, die gezielt trainiert werden kann und die Leichtigkeit der Körperbewegungen begünstigt. Natürlich hat dabei auch jede Sportart eigenständige Bewegungsabläufe, während die Rumpfmuskulatur bei allen entscheidend für die korrekte Haltung ist und die Körpermitte stabilisiert.

Die Gegenspieler zum Rumpf sind die Bauch- und Rückenmuskeln. Das Beweglichkeitstraining erfolgt entsprechend aktiv-dynamisch, stärkt auch den Hüftbeuger, die Gesäßmuskulatur, die geraden und schrägen Bauchmuskeln, den Rückenstrecker und andere Bereiche. Diese Übung gehört dabei zu den wichtigsten im Bereich der Rumpfstärkung und kann gut auf dem Boden oder auf einer Matte umgesetzt werden. Das Dehnen regt den Stoffwechsel an.

Übungsablauf

1. Nimm auf der Matte den Vierfüßlerstand ein.
2. Knicke nun die Arme ein und gehe in den Unterarmstütz. Deine Unterarme liegen auf der Matte auf, während der Körper in die Höhe gehalten wird und eine gerade Linie bildet.
3. Strecke die Beine nach hinten aus und den Rücken durch. Auch Rücken und Nacken sind gerade ausgerichtet. Der Blick erfolgt nach unten auf die Matte, während die Position in der Anspannung der Muskeln gehalten wird.
4. Es ist wichtig, bei der Positionshaltung nicht in der Körpermitte durchzuhängen. Die Arme bleiben dabei ebenfalls angespannt.
5. Lass dich danach wieder auf die Matte fallen und atme tief ein und aus.
6. Die Übung wird 5 Mal wiederholt und kann im Laufe des regelmäßigen Beweglichkeitstrainings auch gesteigert werden.

10.2 Entspannung und Dehnung

Die elastischen Eigenschaften des gesamten Bewegungsapparats können durch eine Optimierung der Muskulatur und durch Dehnung erreicht werden. Dabei wird eine Kombination aus Dehnung und Entspannung angestrebt. Die Dehnmethoden unterscheiden sich in eine statisch passive Dehnung und in das dynamische Stretching. Das passive und statische Dehnen ist die bekannteste Übungsform beim Beweglichkeitstraining, wobei immer eine zunächst schmerzfreie Stellung eingenommen wird, die dann mit einem wiederholten und kurzzeitigen Stretching verbunden ist, um danach wieder aufgelockert zu werden.

Das dynamische Dehnen dagegen erfordert eine leichtere Vordehnung und wird über rhythmisch federnde und wippende Bewegungen umgesetzt, wobei eine stärkere Dehnposition eingenommen wird, die auch ein Nachfedern der Muskulatur und Anspannung benötigt.

Sehr effektiv wirkt die Kombination aus Anspannen und Entspannen. Damit kann auch eine Erweiterung der Dehnung und Beweglichkeit erreicht werden. Schon die Haltung ist bei vielen Übungen abwechslungsreicher und spannend in der Ausrichtung gestaltet. Auch wenn die Koordination einen eigenständigen Bereich im Beweglichkeitstraining einnimmt, ist das Halten einer gewissen Balance auch für das Dehnen wichtig. Wir stellen die wichtigsten Übungen vor.

Übung 1 – Seitliche Flankendehnung im Stehen

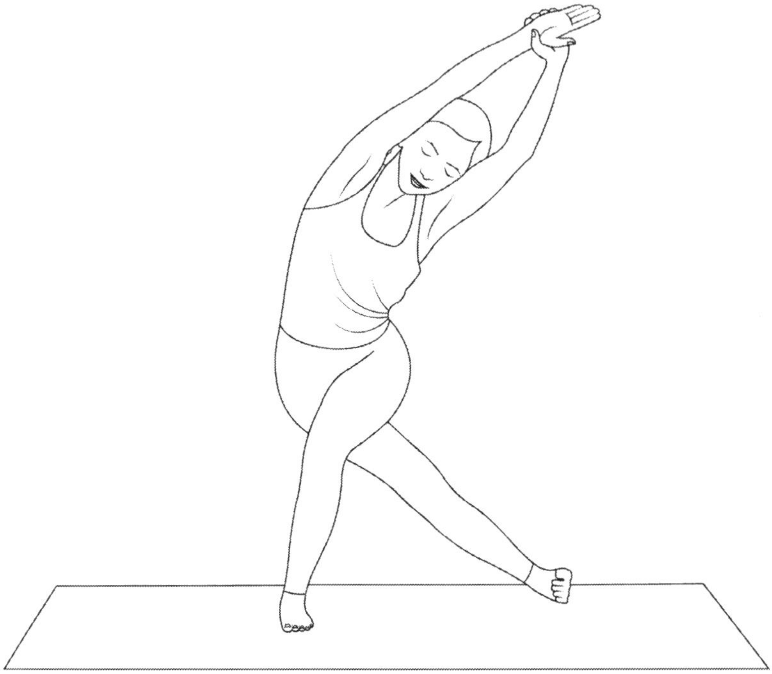

Die Flankendehnung ist eine anregende und wachmachende Übung, die auch gut im Yoga oder als Zwischenphase beim Arbeiten am PC umgesetzt werden kann. Sie ermöglicht eine Dehnung und Verbesserung der Haltung, gleichzeitig auch die Steigerung der Konzentration. Dabei eignet sich die Übung sehr gut dazu, den Hals-Kopf-Bereich zu dehnen und die Lungenflügel zu durchlüften.

Die Atmung bestimmt den Dehnprozess. Es gilt, mit der Dehnung zu beginnen und einzuatmen, mit dem Entspannen und Lösen dann auszuatmen. Innerhalb des Beweglichkeitstrainings handelt es sich bei der Flankendehnung um eine dynamische Dehnung, die den breiten Rückenmuskel stärkt, die seitlichen Zuglinien der Flanke dehnt und allgemein den Rücken beweglicher macht.

Übungsablauf

1. Stelle dich aufrecht in gerader Haltung hin und mache eine Grätsche.
2. Beuge nun leicht die Beine und stütze die Hände auf deine Oberschenkel ab.
3. Versetze das rechte Bein überkreuz hinter das linke Bein und strecke es nach hinten durch. Lege den Fuß dabei seitlich auf der Matte ab. Das linke Bein bleibt dabei leicht angewinkelt.
4. Strecke nun die Arme über den Kopf, greife das rechte Handgelenk mit der linken Hand und beuge dich zur Seite, während das Becken gleichzeitig leicht absinkt.
5. Halte die Position, richte den Oberkörper wieder auf und mache das Ganze mit der anderen Seite, wobei auch die Beinstellung gewechselt wird.
6. Erfolgt die Beugung mit ausgestreckten Armen nach links, befindet sich auch das nach hinten ausgestreckte Bein auf der linken Seite und gestattet die benötigte Stabilisierung.
7. Die Übung wird mit tiefen Atemzügen 5 Mal pro Seite wiederholt.
8. Eine Erweiterung sind bei der Seitenbeuge die leichte Drehung des Oberkörpers und das Spiel mit dem Becken, das kreisförmig bewegt wird.

Übung 2 – Dehnposition mit seitlichem Ausfallschritt

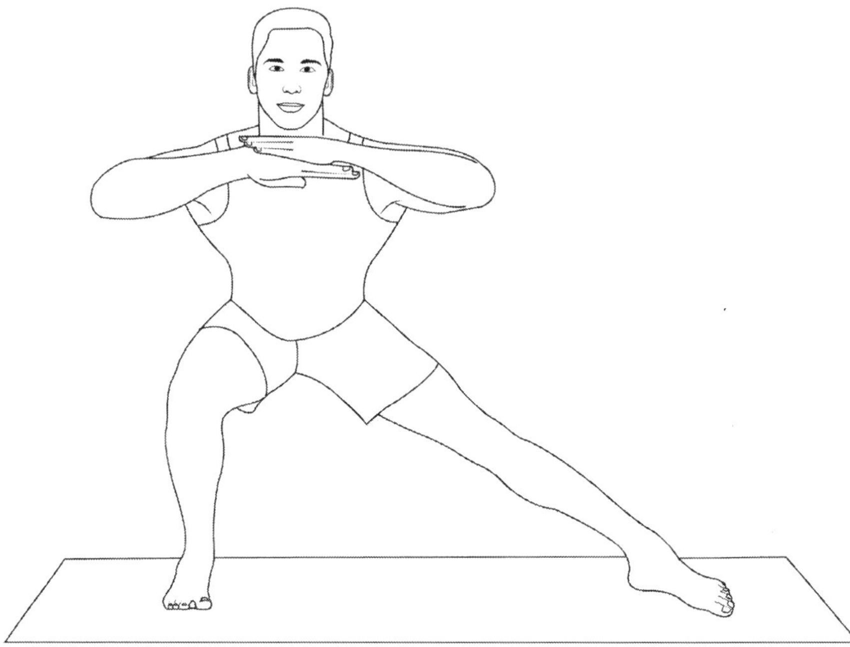

Der seitliche Ausfallschritt ist eine bekannte Übung für die Stärkung und Kräftigung der Oberschenkelmuskeln und der inneren Hüftmuskulatur, des Gesäßes und der Vorderseite. Die Übung ist ein effektiver Teil des Beweglichkeitstrainings mit der Dehnung und einer dynamischen Bewegung. Bei der Positionshaltung wird eine Dehnung im Oberschenkel bewirkt und gleichzeitig die Muskulatur in den anderen Bereichen gestärkt und angesprochen.

Die gesamte Bewegung beim seitlichen Ausfallschritt sollte vor allen Dingen aus der Hüfte erfolgen und der Rumpf dabei nicht zu stark gebeugt werden. Auch auf den Zehen ist so gut wie kein Gewicht. Die Fersen bleiben dabei stabil auf dem Boden.

Übungsablauf

1. Stelle dich in einer aufrechten Position hin. Die Beine sind hüftbreit auseinander und die Füße nach vorne hin ausgerichtet. Dein Kopf ist gerade, mit dem Blick nach vorne.
2. Hebe die Arme nun an und lege die Hände vor der Brust übereinander.
3. Spanne die Bauchmuskeln an, neige dich zur Seite und verlagere dabei das Gewicht auf nur ein Bein, während du das Becken nach hinten schiebst.
4. Beuge dich leicht nach vorne und winkle die Hüfte an, während das eine Bein gebeugt ist und das andere ausgestreckt bleibt.
5. Halte die Position mit nach vorne gerichtetem Blick und erhebe dich dann wieder in die Ausgangsposition. Dabei wird ein- und ausgeatmet.
6. Die Übung wird nun mit der anderen Seite wiederholt und kann pro Seite 10 Mal wiederholt werden. Die Mittelposition wird dabei immer einige Sekunden gehalten. Leicht wippende Bewegungen gleichen die Dehnung aus.

Übung 3 – Dehnung von Oberschenkel und Gesäß

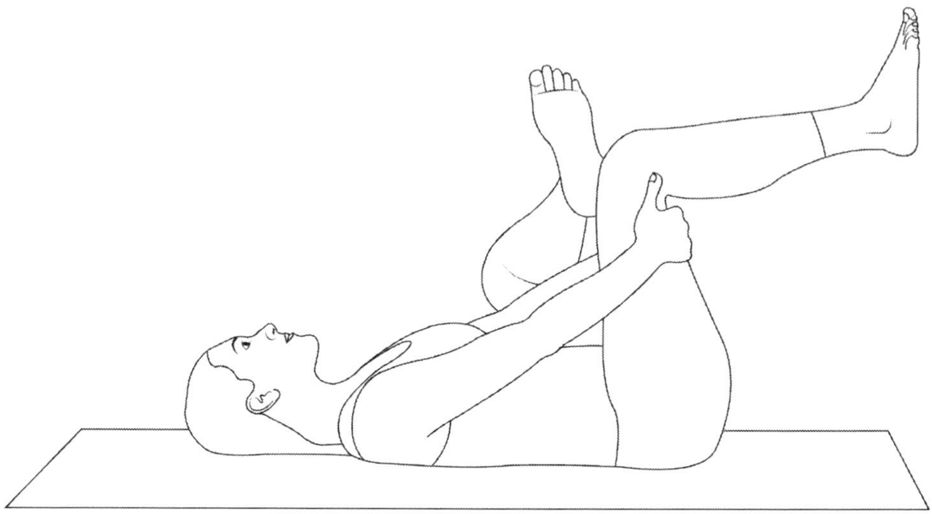

Diese Übung gehört zum statischen Dehnen und optimiert die Leistungsfähigkeit und Regeneration des Körpers, kräftigt gleichzeitig die Oberschenkel- und Gesäßmuskulatur. Sie wird im Liegen auf der Matte ausgeführt und erfordert dabei auch das Halten der Position. Die Rumpf- und Brustmuskulatur werden ebenfalls in der Beweglichkeit verbessert.

Die Übung kann sehr gut im Ablauf des Beweglichkeitstrainings mit anderen kombiniert werden. Daneben eignet sich die Übung dazu, Verspannungen zu lösen, und ist daher für Menschen sinnvoll, die viel sitzen oder in einer bestimmten Sitzhaltung arbeiten. Im Gesäßbereich wird die Muskulatur entspannt und gleichzeitig gekräftigt. Die Dehnung wird dabei als schmerzlindernd und angenehm empfunden, erfordert nicht das Halten der Balance und kann daher auch etwas länger auf die Muskulatur ausgeübt werden.

Übungsablauf

1. Lege dich bequem auf eine Matte und stelle beide Beine angewinkelt auf. Die Füße liegen dabei sehr nahe am Gesäß.
2. Der Blick ist nach oben gerichtet, die Bauchmuskulatur wird angespannt und das rechte Bein gehoben und angewinkelt.
3. Lege nun das linke Bein mit dem Sprunggelenk etwa in Kniehöhe auf das andere Bein und halte mit beiden Händen den rechten Oberschenkel. Das linke Knie zeigt dabei nach außen.
4. Spanne den rechten Oberschenkel an und ziehe das rechte Bein mit den Händen so weit zurück, wie es möglich und nicht schmerzhaft ist. Die Dehnung sollte bis in das Gesäß spürbar sein.
5. Während der Oberschenkel an den Oberkörper herangezogen wird, werden die Sitzbeine nach unten weggeschoben. Dadurch drückt der Rücken auf die Matte.
6. Ziehe nun den rechten Oberschenkel etwas nach rechts, wodurch sich eine minimale Drehung ergibt.
7. Kopf und Schulter bleiben während der Dehnung entspannt auf der Matte liegen.
8. Lockere die Dehnung nach einigen Sekunden wieder und gehe in die Ausgangsposition zurück.
9. Der gleiche Ablauf wird nun mit der anderen Seite gemacht. Die Übung kann pro Seite 5 Mal wiederholt werden und sollte langsam und entspannt umgesetzt werden.
10. Eine gute Alternative ist das Anwinkeln des Beins, das dann über das andere Bein gelegt wird, während der Oberkörper in die entgegengesetzte Richtung gedreht wird. Statt den linken Fuß entsprechend auf das Knie des rechten Beins zu legen, wird das gesamte linke Bein über das rechte zur Matte hin geführt, während das rechte ausgestreckt bleibt. Auch diese Dehnübung stärkt Gesäß und Oberschenkel.

Übung 4 – Rückendehnung im Stehen

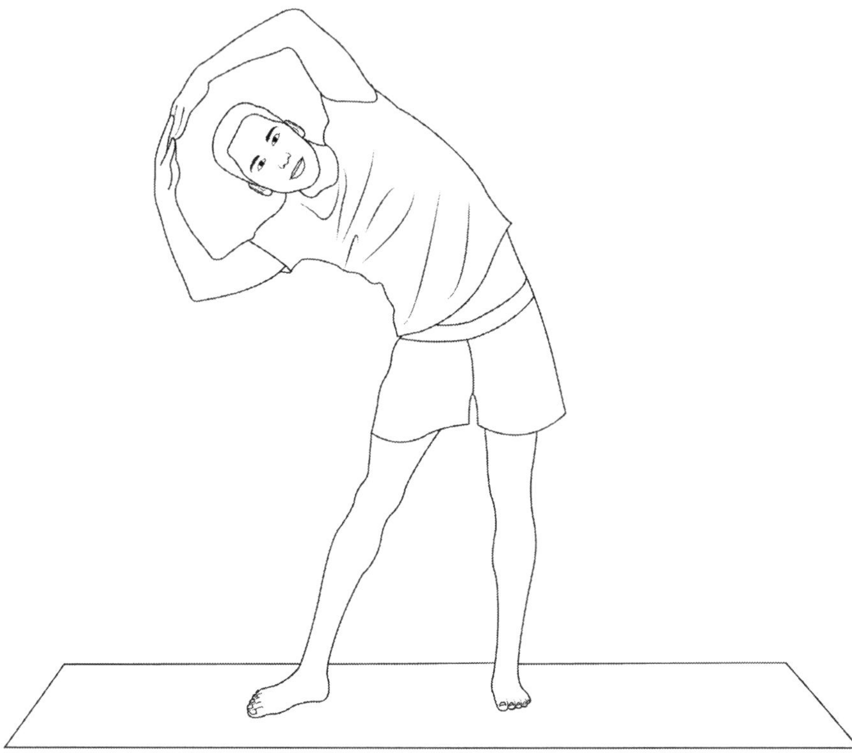

Die Übung ist dynamisch ausgerichtet und daher auch sehr gut als Teil des Aufwärmprogramms vor dem Sport oder vor einem Beweglichkeitstraining geeignet. Mit der Zeit werden sich günstige Veränderungen am Körper zeigen und die Funktionseigenschaften der Muskeln gestärkt und verbessert. Die Übung erhöht den Schutz vor Verletzungen und steigert die Dehnfähigkeit der Muskeln, der Sehnen und der Bänder. Dazu werden der große obere und der breite Rückenmuskel und die seitliche Muskulatur angesprochen. Der Ablauf ist relativ locker und macht dazu Spaß. Die Übung kann überall umgesetzt werden.

Übungsablauf

1. Stelle dich aufrecht mit durchgestrecktem Oberkörper und etwa hüftbreit auseinanderstehenden Beinen hin.
2. Hebe die Arme nach oben und führe die Hände über den Kopf zusammen, so dass die Arme ein O bilden.
3. Beuge nun deinen Oberkörper mit den gehobenen Armen zur Seite, bis du den Dehnreiz spüren kannst. Halte die Position einige Sekunden und richte dich wieder auf.
4. Beuge nun den Oberkörper in die andere Richtung und halte auch dort die Position. Dabei wird tief ein- und ausgeatmet.
5. Die Übung wird 10 Mal pro Seite wiederholt.

Übung 5 – Oberschenkeldehnung

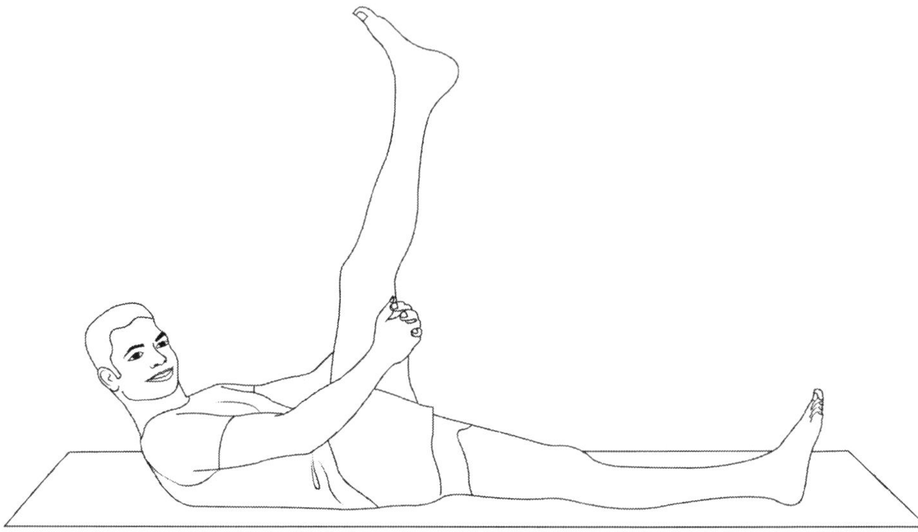

Das Dehnen des hinteren Oberschenkels kräftigt die Muskulatur und ist eine gute Vorbereitung für andere Trainingseinheiten. Die Muskulatur der Beinrückseite hat dabei einen entscheidenden Einfluss auf die gesamte Beckenbeweglichkeit. Wer bereits an Verspannungen leidet, wird bei der Übung die Schwierigkeit erkennen, das Bein zu dehnen. Die verkürzte Muskulatur sorgt dafür, dass sich das Becken nach hinten zieht.

Hier muss gezielt mit der Dehnung gearbeitet werden, um die Muskeln wieder in ihre ursprüngliche Spannung zurückzuführen. Die Übung wird im Liegen auf einer Matte ausgeführt und benötigt Konzentration und Geduld.

Übungsablauf

1. Lege dich auf eine Matte. Der Blick zeigt nach oben. Die Beine sind ausgestreckt.
2. Hebe das rechte Bein in die Höhe.
3. Umfasse aus der Rückenlage heraus mit beiden Händen das rechte Bein, etwa oberhalb der Kniekehle.
4. Strecke das rechte Bein, während das linke Bein möglichst durchgestreckt auf der Matte liegen bleibt.
5. Ziehe das linke Bein nun in Richtung deines Oberkörpers.
6. Strecke das Kniegelenk jetzt durch, bis die Dehnung deutlich zu spüren ist.
7. Halte die Position und mache das Ganze dann mit dem anderen Bein.
8. Achte darauf, dass keine Leistenschmerzen auftreten. Falls das geschieht, ist es wichtig, die Hüftbeugung zu reduzieren.
9. Die Übung wird pro Seite 5 Mal wiederholt, kann später auch gesteigert werden.

10.3 Vitalität und Yoga

Im Yoga wird die Verbesserung der Vitalität und Bewegung gleichzeitig im körperlichen und geistigen Bereich angestrebt. Daher ist das Einnehmen der verschiedenen Stellungen auch immer so gedacht, sich dabei entspannen und reflektieren zu können. Für Ungeübte oder Außenstehende wirken die Stellungen sehr anspruchsvoll und kompliziert. Yoga baut jedoch auf ein bestimmtes Konzept auf, das nach und nach eine Verbesserung der Beweglichkeit erzielt. Dazu gibt es viele verschiedene Yogarichtungen, so dass für jeden etwas dabei ist, das auf die eigenen Bedürfnisse und körperlichen Voraussetzungen sinnvoll abgestimmt ist.

Die körperliche Beweglichkeit im Yoga wird als Dehnung der Muskeln, Bänder, Gelenke und Sehnen gefördert, die geistige durch Meditation und Geistleerung, wobei dann im Yoga auch eine schnellere Auffassungsgabe und Reaktion erreicht wird. Die Energie soll aktiviert und bei der Umsetzung gleichzeitig Freude empfunden werden. Dazu dienen zahlreiche Asanas, wobei es sich um die jeweiligen Yogapositionen handelt, die entweder als eine Reihe kombiniert oder im Einzelnen eingenommen werden.

Yoga verbessert die Beweglichkeit und hilft dabei, sich entspannen zu können. Häufig werden so auch Muskeln angesprochen, die ansonsten weniger benutzt werden und die damit beweglicher bleiben. Beweglichkeit wird hier als ein Gegensatz zur Gelassenheit und Ruhe gesehen, wobei sich beide richtungsweisenden Eigenschaften in der Kombination ergänzen und zu einem günstigen Gleichgewicht finden. Dabei wird die Beweglichkeit auch kultiviert und aktiv in das Trainingskonzept eingebaut.

Gearbeitet wird teilweise sogar mit Autosuggestion, wobei Yogaschüler z. B. den Satz „*Ich bin beweglich*" wie ein Mantra vorsagen. Alle Methoden helfen, die Beweglichkeit mit der Zeit enorm zu steigern. Gleichzeitig ermöglicht Yoga eine nachhaltige Entspannung, Selbstreflexion und Kräftigung.

Übung I – Kopfüber-Beugung

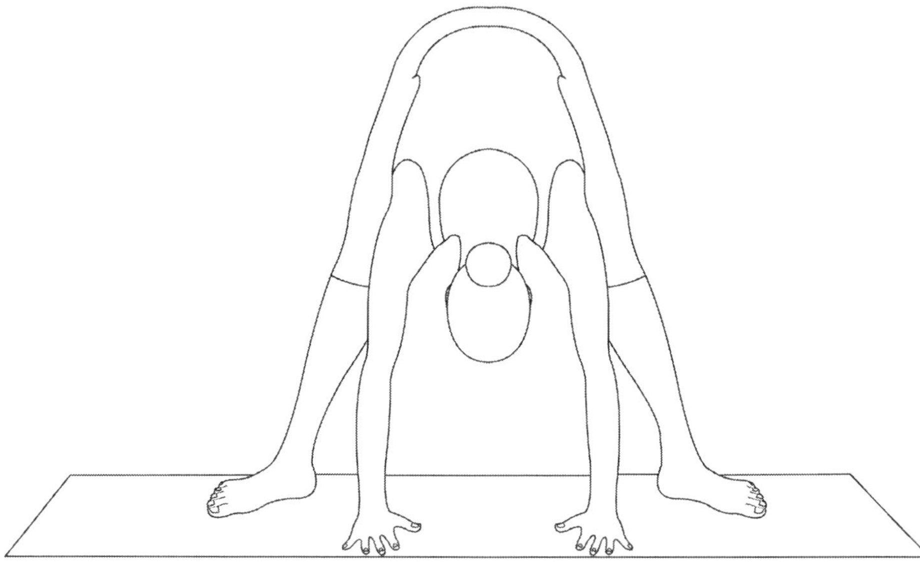

Bei dieser Übung im Yoga geht es darum, sich zu entspannen und gleichzeitig den Rücken und die Beininnenseiten zu dehnen. Für die Umsetzung ist Beweglichkeit das A und O, die dann mit der Zeit auch gesteigert werden kann. Da der Kopf nach unten geführt wird und am besten auch auf dem Boden aufliegen sollte, ist die Verwendung einer Gymnastik- oder Yogamatte empfehlenswert, damit Verletzungen vermieden werden. Das Beweglichkeitstraining mit Yoga verbunden ist immer für Fortgeschrittene gedacht, die bereits eine gewisse Dehnungsfähigkeit mitbringen. Anfänger sollten den Übungsablauf vereinfachen.

Übungsablauf

1. Stelle dich gerade auf die Matte und amte tief ein.
2. Mache mit den Beinen eine weite Grätsche.
3. Beuge den Oberkörper nun nach vorne und lasse den Kopf dabei zwischen den Beinen in Richtung Matte sinken. Er wirkt als Stütze und Stabilisierung, während der Körper gestreckt wird.
4. Lege die Handflächen vor dir auf dem Boden ab.
5. Halte die Position und versuche dabei, nicht zu denken.
6. Richte dich langsam und konzentriert wieder auf.
7. Die Übung wird 5 Mal wiederholt. Vergiss dabei das richtige Atmen nicht.

Übung 2 – Beinharmonika

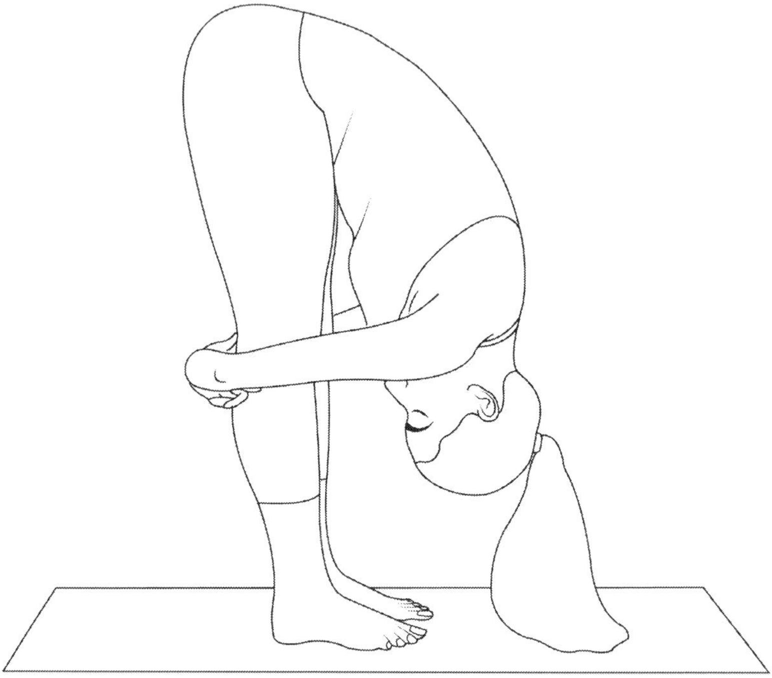

Durch Yoga ist bereit mehr Beweglichkeit möglich, so dass auch etwas anspruchsvollere Übungen umgesetzt werden können. Innerhalb des Beweglichkeitstrainings aktiviert die Beinharmonika den Rücken, die Beine und den Nacken, stabilisiert auch die Wirbelsäule und dehnt den hinteren Oberschenkel und die Waden. Für die Umsetzung ist etwas Geduld und Übung notwendig.

Übungsablauf

1. Stelle dich auf eine Matte und gehe dabei in die Hocke.
2. Der Blick ist nach hinten/unten gerichtet, die Arme umfassen die Beine im Kniebereich.
3. Atme tief ein und versuche nun, die Beine auszustrecken, ohne diese mit den Armen loszulassen.
4. Der Kopf zeigt nach unten, der gesamte Oberkörper ist vornübergebeugt.
5. Halte die Position und gehe dann wieder in die Hocke, um auszuatmen und zu entspannen.
6. Die Übung wird 5 Mal konzentriert und langsam wiederholt.

Übung 3 – Yoga-Stretch

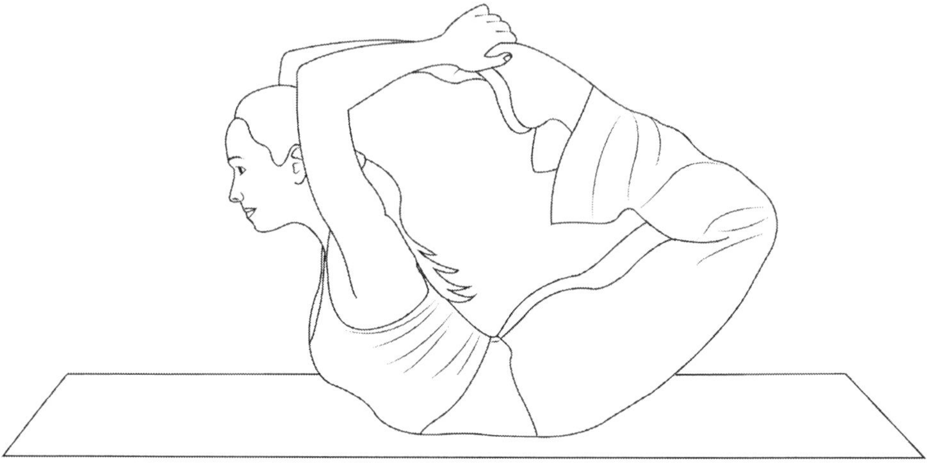

Der Yoga-Stretch sieht optisch sehr schön aus, stabilisiert Becken und Wirbelsäule, kräftigt die Beine und Arme, das Gesäß und die Bauchmuskulatur. Innerhalb des Beweglichkeitstrainings wird die Flexibilität des Körpers gesteigert. Gleichzeitig kann im Sinne des Yogas bei der Übung geistig schön abgeschaltet werden.

Die Anstrengung der Stellung ermöglicht tiefe Konzentration. Verwendet wird eine Gymnastikmatte, die leicht gepolstert sein kann, um mehr Komfort zu ermöglichen. Dabei sollte jedoch ausreichend Stabilität geboten sein, so dass das Material nicht zu stark nachgeben sollte.

Übungsablauf

1. Lege dich ausgestreckt auf den Bauch und strecke Arme und Beine nach vorne und hinten aus.
2. Winkle nun die Beine an und beuge gleichzeitig den Oberkörper nach hinten.
3. Versuche mit den Händen deine Füße zu greifen.
4. Spanne jetzt den Körper an und richte den Blick nach vorne.
5. Halte die Position und versuche zu atmen und nichts zu denken.
6. Lasse die Füße wieder los und lege dich entspannt auf der Matte ab.
7. Die Übung kann 3 Mal konzentriert wiederholt werden.

Weitere Tipps und Tricks:

8. Du kannst deine Dehnbarkeit auch zunächst im Sitzen verbessern und versuchen, den Oberkörper mit den Armen nach hinten zu beugen. Ist deine Rückenmuskulatur flexibler, wird die Yogastellung auf der Matte kein Problem darstellen.
9. Habe Geduld und akzeptiere, dass die Beweglichkeit erst nach und nach verbessert wird.
10. Immer mehr wirst du mit den Händen näher an deine Füße gelangen und dann auch die in der Darstellung gezeigte Position halten können.
11. Solange die Dehnung noch nicht klappt, kannst du die Hände mit den Armen auf der Matte auch von unten an die Füße führen und diese dann umklammern. Wichtig ist, dass die Dehnung zu spüren ist, indem die Beine herangezogen werden.

Übung 4 – Verbeugung mit Armbalance

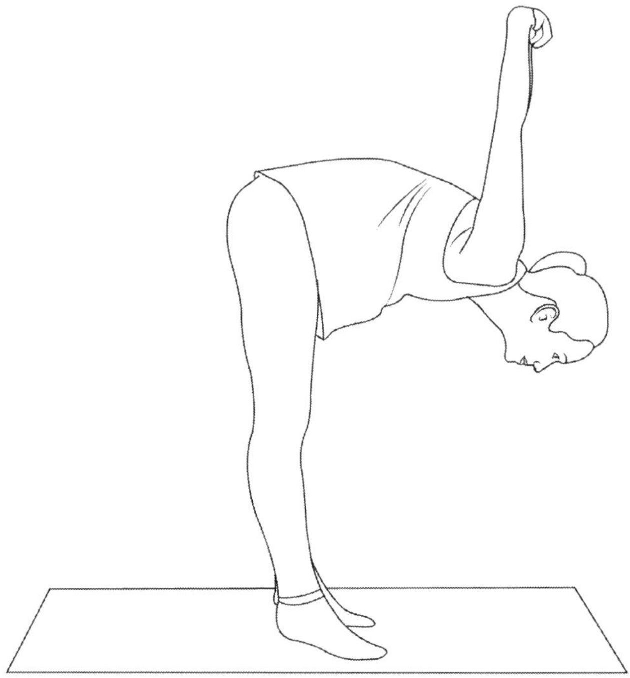

Etwas einfacher und für die bessere Beweglichkeit der Schultern, des Rückens und der Beine ist diese Yogaübung, die gleichzeitig auch entspannt und für die meditative Vorbereitung nützlich ist. Sie benötigt ebenfalls Geduld und wird erst nach und nach eine gerade Stellung der Arme möglich machen.

Schon vorher gestattet die Stellung eine Verbesserung der Flexibilität. Bequeme Kleidung ist für die Umsetzung notwendig. Yoga innerhalb des Beweglichkeitstrainings aktiviert die Gelenke und Muskeln und besteht immer aus Körper- und Atemübungen. Bei dieser ist das richtige Atmen darum wichtig, damit die Anspannung ausgeglichen wird.

Übungsablauf

1. Stelle dich aufrecht auf die Matte und atme tief ein und aus.
2. Beuge nun den Oberkörper hinunter, dass dabei der Blick nach unten weist.
3. Hebe die Arme nach hinten an und versuche sie so weit wie möglich auszustrecken.
4. Fasse dabei mit der einen Hand um die andere, und halte beide Hände zusammen.
5. Stelle dich nun, indem du tief einatmest, auf die Zehenspitzen. Die Bewegung erfolgt in einem durchgehenden Ablauf.
6. Halte die Position und versuche, zu entspannen.
7. Stelle die Füße wieder auf dem Boden ab, lasse die Arme locker und richte den Oberkörper wieder auf.
8. Wiederhole die Übung 5 Mal in tiefer Atmung und Konzentration.

Übung 5 – Rückendehnung

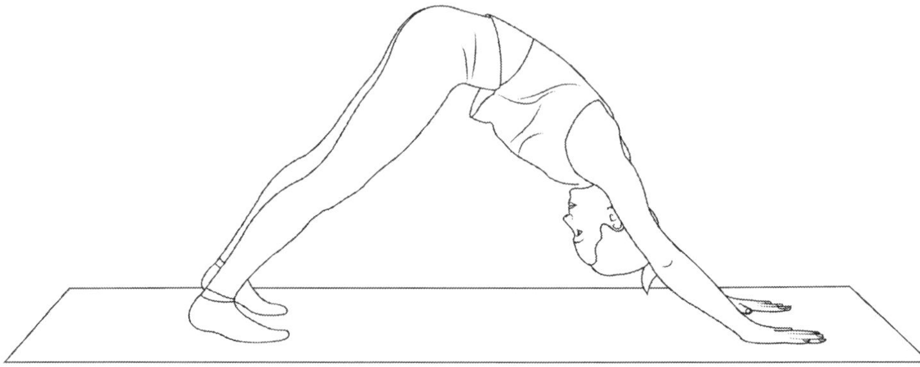

Eine sehr gute Yogaübung innerhalb des Beweglichkeitstrainings ist die Rückendehnung, wobei es sich um das Einnehmen einer Grundstellung handelt, die auch als „der herabschauende Hund" bezeichnet wird. Dabei werden der Rücken, die Beine und die Arme gedehnt. Die Übung kann auf einer Gymnastikmatte umgesetzt werden und ist nicht allzu schwierig. Wichtig ist, dass die Position gleichzeitig auch Entspannung möglich machen sollte und das Blut schön in den Kopf rauscht. Dabei lässt sich schön an nichts denken. Der Gedankenstrom fließt gelassen und natürlich.

Übungsablauf

1. Stelle dich auf eine Matte und setze die Füße etwa hüftbreit auseinander.
2. Die Arme liegen locker am Körper und der Kopf ist gerade.
3. Beuge nun deinen Oberkörper hinab, bis die Hände die Matte erreichen, während die Beine weiter ausgestreckt bleiben.
4. Halte den Rücken gerade durchgestreckt, während das Gesäß nach oben zeigt.
5. Atme während des Haltens der Position tief ein und aus und leere deinen Geist.
6. Richte den Oberkörper wieder auf, um in die Ausgangsposition zurückzukehren. Du kannst dabei natürlich auch ein Bein zur Hilfe nehmen.
7. Die Übung wird 5 Mal konzentriert wiederholt.

10.4 Koordination und Gleichgewicht

Das Halten der Balance gehört im Beweglichkeitstraining zu den wichtigsten Gleichgewichtsübungen, die direkt auf die Tiefenmuskulatur abzielen und dabei auch durch eine verbesserte Koordination alle Bewegungsabläufe innerhalb des Trainings optimieren. Hier ist wichtig, dass auch der Stand leicht instabil erfolgt, entsprechend eine weichere oder flexible Unterlage verwendet wird. Ganz einfach ist diese bereits mit einer Rolle oder einem Handtuch geschaffen, auf die dann ein Bein gestellt wird.

Es geht darum, dass die Muskulatur beim Training alleine durch das Halten des Gleichgewichts angeregt und passiv aufgebaut wird. Gestärkt werden das Gleichgewicht und das allgemeine Körpergefühl. Positiv wirkt sich das Training auch auf die ganz alltäglichen Abläufe aus. Die Leistungsfähigkeit nimmt zu, das Verletzungsrisiko wird eingeschränkt und Verspannungen oder Schmerzen können reduziert und aufgelöst werden.

Die Tiefenmuskulatur stabilisiert hier immer auch die Körperhaltung und sorgt für eine höhere Beweglichkeit, wenn sie trainiert wird. Da das nicht direkt möglich ist, muss diese indirekt aktiviert und angesprochen werden. Das ermöglichen Balance- und Koordinationsübungen innerhalb des Beweglichkeitstrainings.

Übung 1 – Einbeinstand

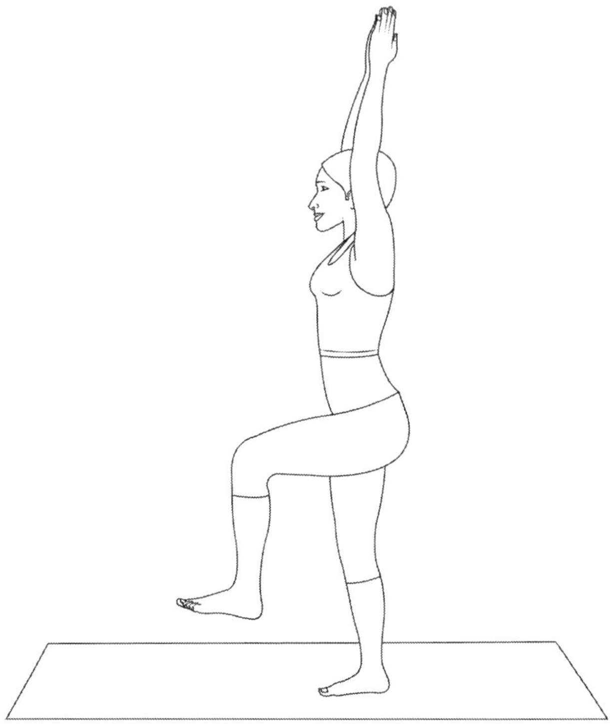

Der Einbeinstand ist eine effektive Übung für das Balancehalten und zur Steigerung der Beweglichkeit. Noch intensiver wirkt die Übung auf den Körper, wenn sie auf instabilem Boden umgesetzt wird. Dazu kann eine nachgiebige Rolle verwendet werden oder eine zweite Matte, die dann zusammengerollt auf die andere gelegt wird und als Unterlage dient. Der instabile Untergrund hat einen direkten Einfluss auf die Tiefenmuskulatur, während auch Beine, Rücken und Nacken gestärkt werden. Als Koordinationsübung im Beweglichkeitstraining können durch die richtige Ausführung der Übung auch andere Bewegungsabläufe optimiert werden. Dazu wird ein besseres Körpergefühl gefördert. Die Übung kann z. B. durch eine dazugehörige Kopfdrehung intensiviert werden.

Übungsablauf

1. Stelle dich auf die Matte und lege die instabile Rolle vor dich.
2. Setze das eine Bein auf die Rolle und hebe und winkle das andere an.
3. Strecke die Arme zur Seite aus und versuche die Position zu halten.
4. Atme tief ein und aus und strecke nun die Arme über deinen Kopf nach oben.
5. Halte die Dehnung und Körperspannung mit angehobenem Bein und versuche sie in der Balance zu optimieren.
6. Senke das Bein und die Arme wieder und mache das Gleiche mit dem anderen Bein.
7. Die Übung wird 10 Mal für beide Beine wiederholt.

Weitere Tipps und Tricks:

8. Versuche, jede Bewegung konzentriert und gleichmäßig auszuführen.
9. Intensiviere die Übung durch das Drehen des Kopfes oder durch das Schließen der Augen. Der Körper muss hier versuchen, sich auf die instabile Haltung durch Anspannung einzustellen.
10. Mit der Zeit wirst du mehr und mehr Routine entwickeln und immer besser das Gleichgewicht halten.

Übung 2 – Seitenbalance im Stehen

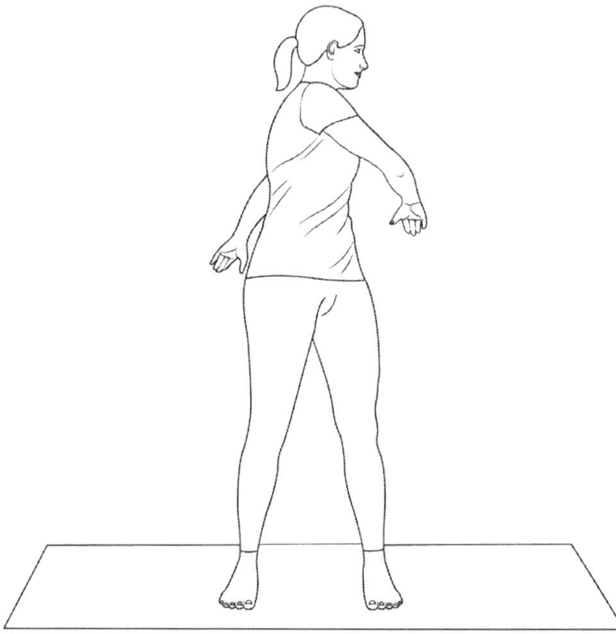

Eine Koordinationsübung innerhalb des Beweglichkeitstrainings ist die Seitendrehung, die das Halten des Gleichgewichts erfordert, da sich der Oberkörper weit zurückdreht und die Arme ausgestreckt sind. Auch diese Übung wird intensiver, wenn eine instabile Unterlage genutzt wird. Das Drehen fordert dabei eine direkte Reaktion aller Muskeln und des Gleichgewichtssinns. Konzentration ist wichtig. Die Übung sollte nicht zu schnell und hastig erfolgen, sondern bedacht und mit Anspannung.

Übungsablauf

1. Stelle dich gerade und aufrecht auf eine gepolsterte und leicht instabile Matte.
2. Hebe die Arme und richte sie nach vorne aus.
3. Drehe nun den Oberkörper mit ausgestreckten Armen zur linken Seite.
4. Halte die Position kurz und atme aus.
5. Atme ein und drehe den Oberkörper nun komplett zur anderen Seite.
6. Halte auch diese Position und wiederhole das Ganze 20 Mal.

Übung 3 – Balanceübung mit Kniedrehung

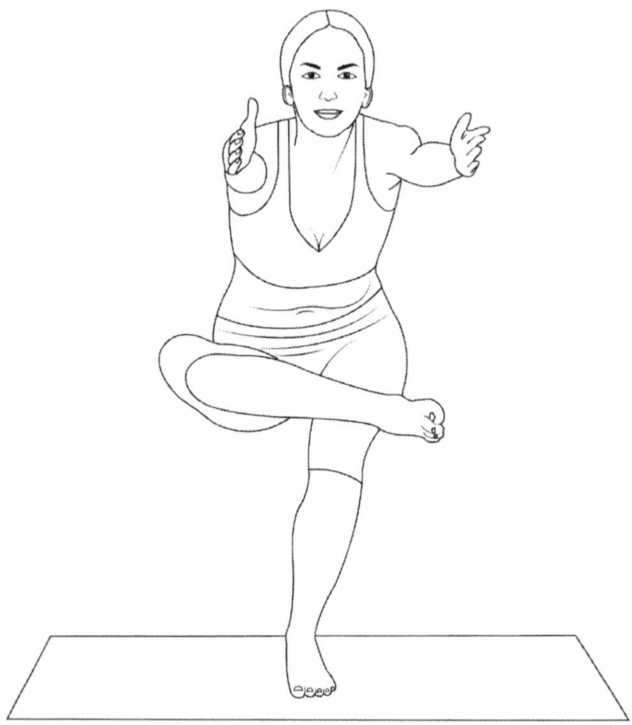

Die Balance kann auch mit einfacheren Beweglichkeitsmethoden verbessert werden. Nicht immer ist der instabile Boden notwendig. Sollen verschiedene Muskelbereiche angesprochen werden, ist es gut, bei der ausführenden Bewegung das Gleichgewicht halten zu müssen. Das ist auf einem Bein sinnvoll, wenn der Oberkörper dabei ebenfalls in der Position verändert und z. B. nach vorne geneigt wird.

Hier erfolgt immer ein günstiges Zusammenspiel von Arm-, Bein- und Körperbewegung, die in der Balance gehalten werden müssen. Als dynamische Dehnübung kann die Kniedrehung auch als Aufwärmtraining genutzt werden und ist eine der wichtigsten für die Verbesserung des Gleichgewichtssinns und der Körperhaltung.

Übungsablauf

1. Stelle dich gerade aufgerichtet auf die Matte. Die Arme hängen locker an der Seite herunter.
2. Winkle nun ein Bein an und lege es mit dem Sprunggelenk, wie in der Abbildung zu sehen, auf das andere Bein.
3. Richte nun die Arme nach vorne aus und strecke sie durch.
4. Senke dich mit vorgestreckten Armen leicht in die Hocke.
5. Halte die Position und richte den Blick nach vorne. Atme dabei ein und aus.
6. Richte dich wieder auf und nimm nun das andere Bein.
7. Je schneller der Ablauf erfolgt, desto intensiver wirkt die Übung auf die Beweglichkeit.
8. Versuche dabei, die Balance zu halten und nicht zur Seite oder nach vorne zu kippen.
9. Es kann am Anfang etwas schwieriger sein, auf einem Bein zu stehen und sich vorzubeugen. Nach und nach wird das Stehen auf einem Bein sicherer.

Übung 4 – Waage

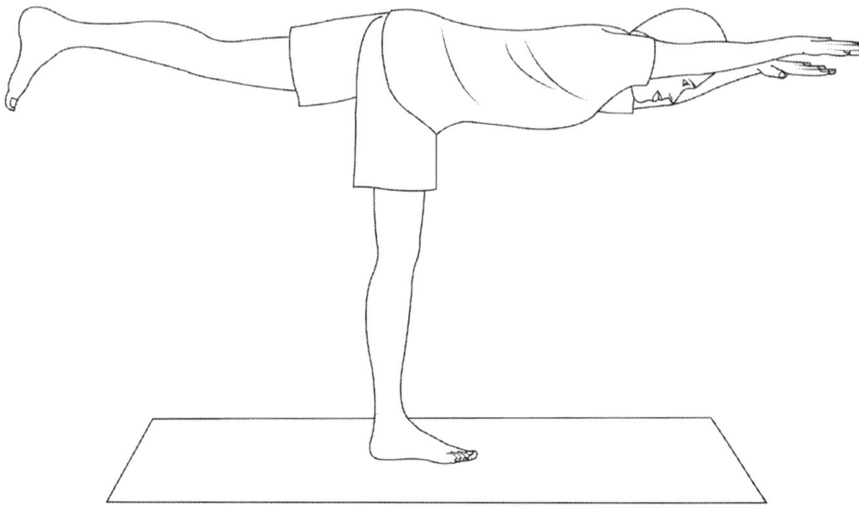

Die Übung stärkt die Koordination und den Gleichgewichtssinn. Sie wirkt auf die Tiefenmuskulatur und ist besonders bei Verspannungen eine der besten. Die Waage ermöglicht dabei auch eine Kräftigung der Muskeln und wird gerne im Krafttraining, im Turnen oder in der Gymnastik als Aufbau- und Aufwärmübung eingebaut. Sie erfolgt im Stehen und benötigt keine weiteren Hilfsmittel. Mehr Stabilität ist jedoch durch eine Matte gegeben, da es wichtig ist, das Gleichgewicht zu halten.

Übungsablauf

1. Stelle dich gerade hin und strecke die Beine durch.
2. Hebe die Arme seitlich an und lasse sie ausgestreckt.
3. Stelle dich nun auf ein Bein, indem du das linke nach hinten in die Höhe ausstreckst. Das rechte Bein kann dabei leicht angewinkelt sein.
4. Dabei senkt sich dein Oberkörper automatisch nach vorne. Die Arme bleiben weiter ausgestreckt.
5. Der Blick ist nach unten gerichtet, die Balance wird gehalten. Kopf, Rücken und Bein bilden eine gerade Linie.
6. Halte die Position etwa 10 Sekunden und richte dann den Oberkörper wieder auf.
7. Wiederhole das Ganze mit dem anderen Bein. Versuche bei der Waage immer günstig zu atmen, so dass die Atmung die Bewegungen unterstützt.
8. Pro Seite wird die Übung 10 Mal wiederholt.

Übung 5 – Beinwinkelstand (Bein und Gesäß)

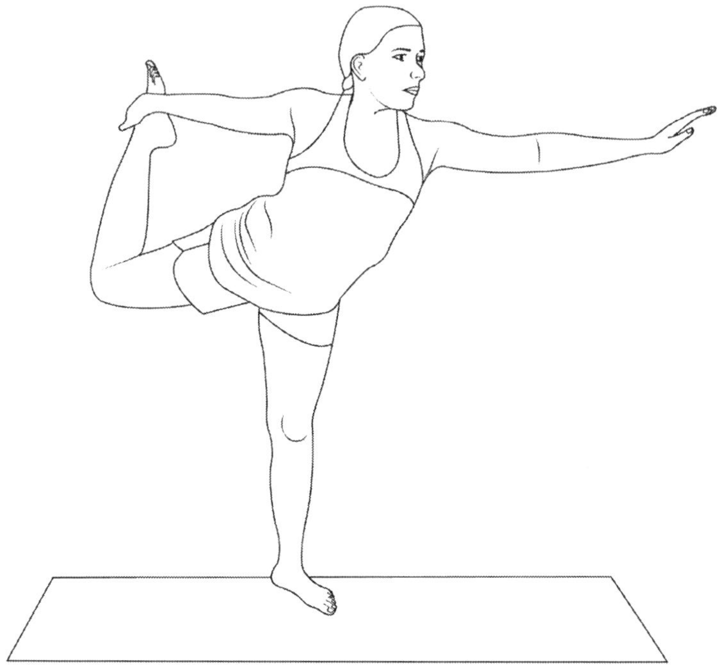

Diese Übung ist hervorragend für zwischendurch und um die Dehnung der Beine optimal zu verbessern und die Muskulatur aufzuwärmen. Dabei ist es auch hier wichtig, das Gleichgewicht zu halten, wobei die Balance durch die Haltung stabilisiert wird. Die Übung wird im Stehen ausgeführt und stärkt das Gesäß, die Oberschenkel und den Rücken. Sie wirkt harmonisierend auf Körper und Geist. Eine Matte ist nicht notwendig, kann aber für etwas mehr Instabilität genutzt werden.

Übungsablauf

1. Stelle dich in gerader Haltung hin. Die Arme hängen locker herunter, der Blick ist nach vorne gerichtet.
2. Hebe nun ein Bein an und strecke es angewinkelt nach hinten, während das andere Bein durchgestreckt bleibt.
3. Packe dein Sprunggelenk mit der Hand, indem du den Arm nach hinten streckst und mit dem anderen Arm nach vorne die Balance ermöglichst.
4. Senke nun den Oberkörper leicht nach vorne und erhöhe den Druck auf das angewinkelte Bein, so dass du deutlich die Dehnung spürst.
5. Atme tief ein und halte die Position mehrere Sekunden, während dein Blick nach vorne gerichtet und der Rücken durchgestreckt ist. Es sollte so aussehen, wie es in der Abbildung dargestellt wird.
6. Lasse dein Sprunggelenk wieder los und setze den Fuß auf die Matte.
7. Wiederhole die Übung mit dem anderen Bein, pro Seite jeweils 10 Mal.

10.5 Mobilisierung

Die Mobilisierung bestimmt das Beweglichkeitstraining zu einem größten Teil mit und schließt es dabei gleichzeitig ab. Ziel ist es, den Bewegungsumfang stetig zu erhöhen und die Muskulatur gleichzeitig zu aktivieren. Dazu eignen sich Mobilisierungsübungen hervorragend, bewirken eine Dehnung und Verlängerung der Muskeln und bereiten den Körper günstig auf den Sport vor.

Alle Mobilisierungsübungen sind dazu gedacht, den Körper aufzuwärmen oder gezielt eingeschränkte Muskelbereiche anzusprechen. Die Übungen werden regelmäßig wiederholt, wobei sich nach und nach eine Auflockerung der Muskulatur einstellt, die Gelenke besser entlastet sind und der Körper allgemein beweglicher wird. Die meisten Übungen sind dynamisch, kraftvoll und stimulieren Muskeln, Sehnen, Gelenke und Nerven. Die enthaltenen statischen Dehnübungen wiederum sollen bestimmte Muskeln elastischer machen und sind in der Entspannungsphase auch nach dem Training eine gute Lösung. Der Körper wird durch statische Beweglichkeitsübungen immer gut auf Erholung und Ruhe eingestellt.

Das Mobilitätstraining innerhalb des Beweglichkeitstrainings wird mit Wiederholungen in kleinem Radius ausgeführt und mit einer Steigerung des Radius verbunden. Gleiches gilt für die Umsetzung und Geschwindigkeit. Dynamische Übungen benötigen Schwung und Kraft, ohne dass dabei der Körper zu stark oder auch ruckartig bewegt wird. Das Training dient der Verletzungsprävention genauso wie der Leistungssteigerung. Neben den vorgestellten Übungen sind auch Armschwünge, das Nacken- und Rumpfbeugen sinnvoll.

Übung 1 – Sprung und Landeübung

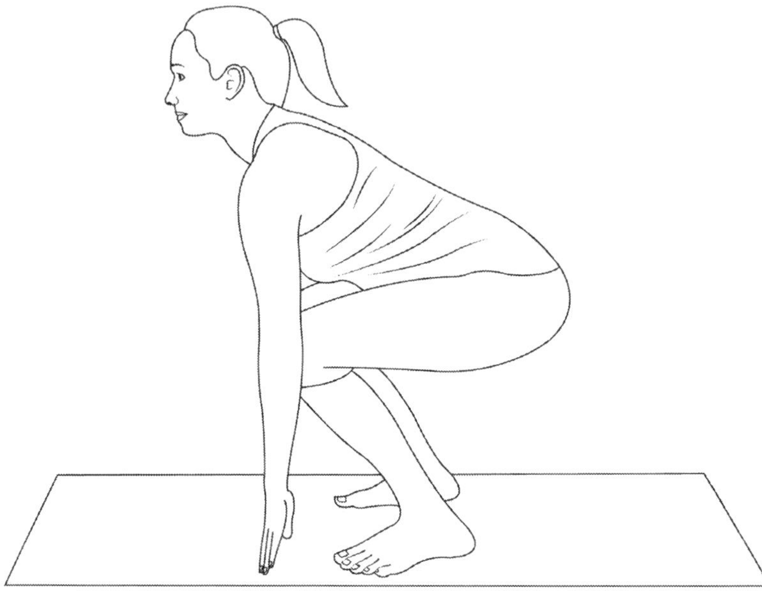

Eine wichtige Mobilisierungsübung ist der Sprung auf der Matte. Hier kommen gleichzeitig der Gleichgewichtssinn, das Koordinationsvermögen und das Eigengewicht zum Tragen, während Muskeln und Gelenke stärker gedehnt und beansprucht werden. Auch die Sprungkraft selbst wird gesteigert. Diese besteht aus der Maximalkraft beim Absprung und Landen, aus der Schnellkraft, genauer aus der Schnelligkeit der Kraftübertragung und der Intensität des Absprungimpulses, und aus der Explosivkraft, entsprechend wie stark und kraftvoll der Absprung erfolgte. Werden diese im Beweglichkeitstraining mobilisiert, kommt es auch zu einer schnelleren Reaktionszeit auf die Trainingsreize, was wiederum einen besseren Muskelaufbau und eine zügige Regenerierung bewirkt.

Übungsablauf

1. Stelle dich auf eine Matte und nimm eine hockende Position ein.
2. Beuge den Oberkörper dabei leicht nach vorne, während die Arme vor den Knien liegen und die Fingerspitzen den Boden vor den Füßen berühren.
3. Springe nun kraftvoll und mit Schwung in die Höhe, indem du die Arme über den Kopf hebst und das Gesicht geradeaus hältst.
4. Lande zur Stabilisierung wieder mit Füßen und Händen auf der Matte in der Hockstellung.
5. Die Übung kann erschwert werden, wenn dabei mit einem Bein gesprungen wird. In der Regel genügt aber für das regelmäßige Bewegungstraining der Sprung mit beiden Beinen.
6. Die Übung wird 15 Mal wiederholt.

Übung 2 – Beinschwingung

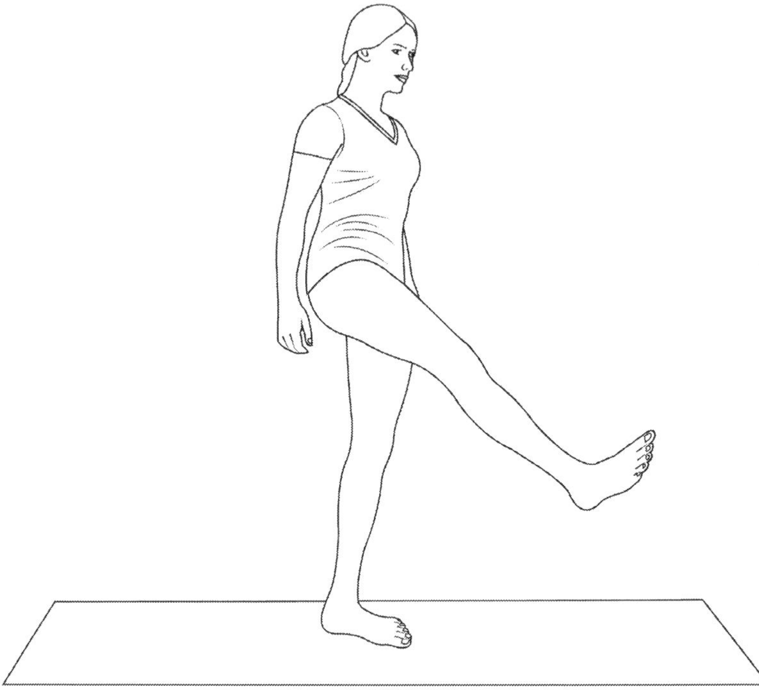

Das Beinschwingen als Übung steigert die gesamte Beweglichkeit und Flexibilität des Körpers, sorgt gleichzeitig für eine gute und schwungvolle Dehnung mit einem angenehmen Kraftdruck. Die Übung kann überall umgesetzt werden und ist auch eine gute Aufwärm- und Auflockerungsübung. Eine Matte ist nicht notwendig, wenn der Boden einen festen Halt bietet. Das Bein wird dabei angespannt und kraftvoll geschwungen. Die Übung erfordert Konzentration und eine gute Körperhaltung.

Übungsablauf

1. Stelle dich gerade und aufrecht hin, so dass deine Füße flach auf dem Boden aufliegen.
2. Die Arme kannst du locker herabhängen lassen. Der Blick zeigt nach vorne.
3. Hebe nun das rechte Bein im ausgestreckten Zustand hoch und schwinge es in einer kontrollierten und kraftvollen Pendelbewegung nach vorne und nach hinten.
4. Setze das Bein wieder auf den Boden und starte das Ganze mit dem linken Bein.
5. Während der Schwingbewegung des Beines steht das andere kraftvoll und gerade und stabilisiert die Haltung. Die Körperposition bleibt aufrecht und entspannt. Auch im Bauchbereich wirst du eine kleine Anspannung spüren. Hier werden der Hauptmuskel und der Gegenspieler aktiviert und aufeinander abgestimmt. Es erfolgt eine Stimulierung der anvisierten Muskelbereiche.
6. Wiederhole die Übung mit jeweils einem Bein 10 Mal. Das Bein kann dabei frei schwingen und muss nicht kurzzeitig in der erhobenen Position gehalten werden. Der Schwung sollte allerdings mit Kraft erfolgen, ohne die Muskeln zu überreizen.

Übung 3 – Rumpfdrehung

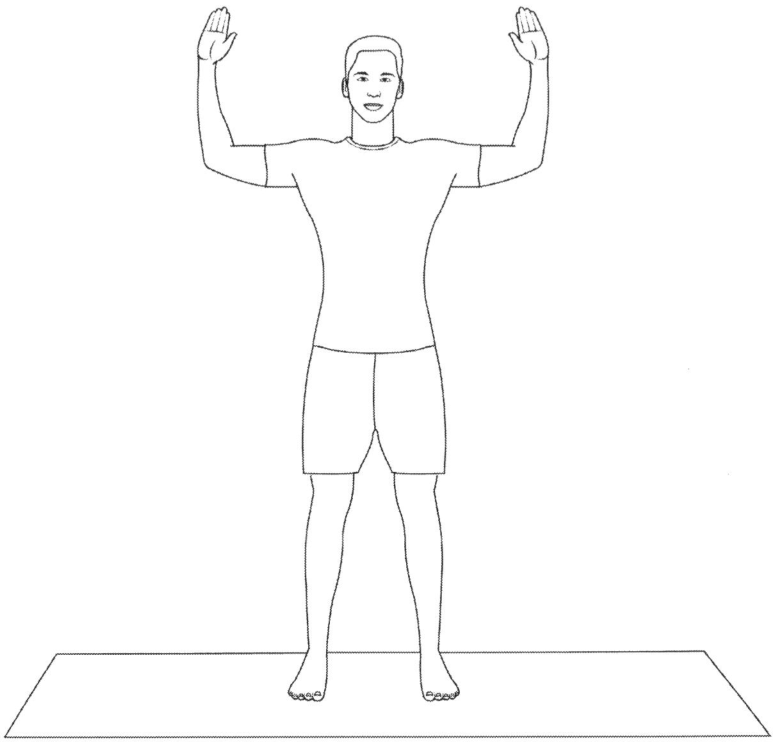

Die Drehung des Rumpfes ist neben dem Beugen sehr effektiv und stimuliert die Muskulatur, wärmt den Körper auf und wirkt sich gleichzeitig durch die Wiederholung der Übung be- und entlastend auf die Gelenke und Muskeln aus. Das wiederum sorgt dafür, dass die Gelenkflüssigkeit wichtige Nährstoffe erhält und so aufgebaut und erneuert wird. Vorteilhaft bei solchen Mobilisierungsübungen bleibt, dass keine Hilfsmittel notwendig sind und das Ganze überall umgesetzt werden kann. Das Rumpfdrehen dient der Mobilisierung der Brustwirbelsäule und stärkt die Rumpfmuskulatur in der Elastizität und Flexibilität. Auch als Aufwärmtraining ist die Übung geeignet.

Übungsablauf

1. Stelle dich mit etwa schulerbreit auseinander stehenden Beinen aufrecht hin.
2. Winkle nun die Arme an und halte sie im rechten Winkel seitlich nach oben, wie du es in der Abbildung erkennen kannst.
3. Spanne jetzt die Rumpfmuskulatur an und beginne, den Oberkörper mit erhobenen Armen zur Seite zu drehen. Das Becken bleibt dabei weiter gerade ausgerichtet.
4. Drehe dich bis zum dir möglichen Endpunkt und wiederhole die gleiche Bewegung in die andere Richtung. Der Kopf geht dabei jedes Mal in der Drehbewegung mit und stellt die Verlängerung zur Wirbelsäule dar.
5. Die Übung wird 10 Mal wiederholt. Nimm dir für die Ausführung genügend Zeit und übereile nichts. Der Effekt besteht aus Dehnung und Mobilisierung.

Übung 4 – Oberkörperrotation

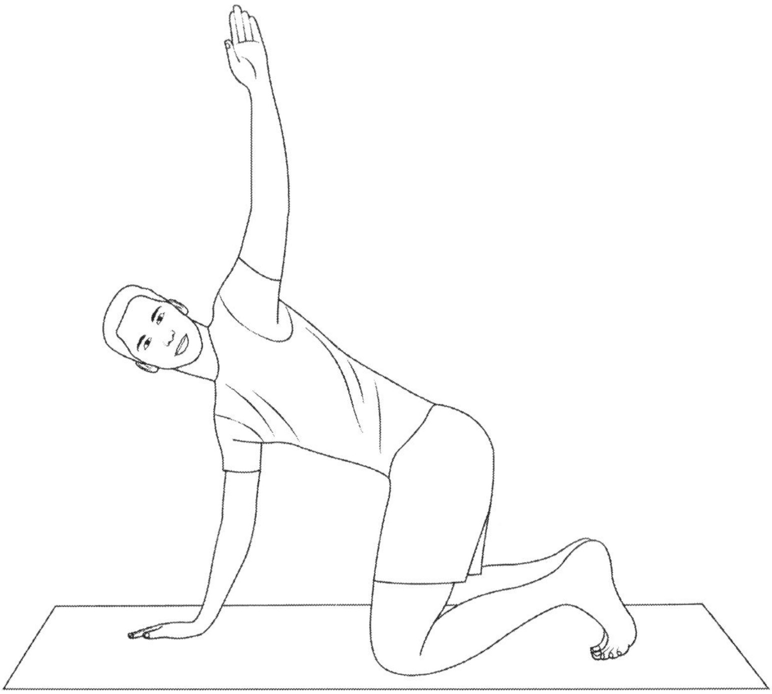

Diese Übung wird im Vierfüßlerstand ausgeführt und mobilisiert die Beweglichkeit der Lenden- und Halswirbel und der gesamten Brustwirbelsäule. Sie kann im Beweglichkeitstraining als Abfolge mit verschiedenen Übungen kombiniert werden, stärkt die Gelenkknorpel und fördert die Entsorgung der Abbauprodukte. Durch die Bewegung des Oberkörpers ist gleichzeitig ein minimaler Kraftaufwand möglich und stärkt auch den Bauch, das Gesäß und die Oberschenkel.

Übungsablauf

1. Nimm auf einer Matte den Vierfüßlerstand ein. Die Beine sind dabei eng zusammengepresst und die Füße dienen als Stütze.
2. Strecke nun den linken Arm zur Seite aus.
3. Schwinge ihn jetzt ohne viel Kraft unter der Brust hindurch auf die andere Seite. Dein Oberkörper beugt sich in die gleiche Richtung mit, der Kopf zeigt ebenfalls zur Seite.
4. Richte den Blick zur Hand und spanne während der Drehung den Bauch an, während das Becken stabil bleibt und das Gesäß weiterhin nach oben zeigt.
5. Atme bei der Armbewegung und Drehung tief ein und führe den Arm beim Atmen zurück in die Ausgangsposition. Er ist nun wieder ausgestreckt und wird leicht in die Höhe gehoben.
6. Mache das Ganze danach mit dem anderen Arm und der anderen Seite.
7. Die Übung wird mit jeweils 5 Bewegungen zur rechten und linken Seite wiederholt. Sie kann natürlich auch häufiger durchgeführt werden und ist eine hervorragende Dehnungsvariante mit Mobilisierungseffekt. Dazu benötigt sie weniger Kraft.

Übung 5 – Rundrücken

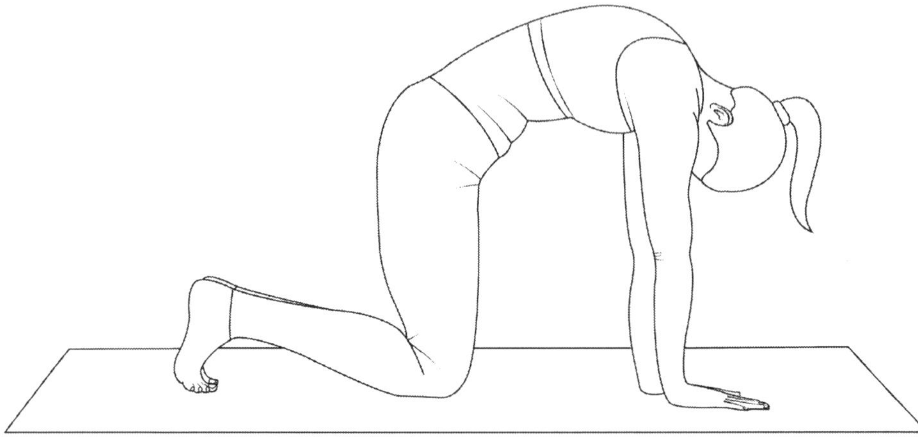

Der Rückenbereich, die Wirbelsäule und das Nervensystem werden durch diese Übung innerhalb des Beweglichkeitstrainings günstig stimuliert, während gleichzeitig auch möglich ist, vorhandene Verspannungen und auch Verhärtungen im Muskelgewebe zu lösen. Solche entstehen meistens durch Bewegungsmangel, eine falsche Haltung, durch viel Sitzen oder allgemein monotone Alltagsbewegungen und bereiten Schmerzen und schränken viele Aktivitäten ein. Die Übung mobilisiert die Lenden-, Hals- und Brustwirbelsäule und wird in einem Wechsel von Hohl- und Rundrücken ausgeführt. Sie ist auch aus dem Yoga bekannt, wird dort mit mehr Elastizität und Entspannung ausgeführt.

Übungsablauf

1. Stelle dich im Vierfüßlerstand auf die Matte und stabilisiere deine Position. Die Arme sind gerade durchgestreckt, die Beine liegen locker nach hinten.
2. Um einen Rundrücken zu machen, wird das Kinn nun zur Brust gezogen, während der Bauch angespannt ist.
3. Schiebe dabei dein Becken vor und richte den Blick nach unten und zwischen deine Knie.
4. Halte die Position einige Sekunden und lockere die Stellung wieder.
5. Nun ist das Hohlkreuz dran. Dafür wird der Rücken stärker durchgestreckt, während der Blick nach vorne ausgerichtet ist.
6. Halte auch diese Position einige Sekunden und lockere die Haltung danach wieder auf.
7. Die Übung wird abwechselnd mit einem Rundrücken und dem dazugehörigen Hohlkreuz ausgeführt. Eine Wiederholung von 10 Durchgängen kräftigt die Wirbelsäule. Dazu ist die Übung sehr entspannend.

11. Tipps und Tricks bei der Ausführung der Übungen

Wie sich gezeigt hat, sind die meisten Übungen des Beweglichkeitstrainings übergreifend und können daher auch schön kombiniert werden. Das ist wichtig, um einheitlich und nachhaltig die Beweglichkeit zu verbessern und den Dehnreiz zu vergrößern. Mobilisierungsübungen haben über ihren eigentlichen Zweck hinaus auch immer die Dehnung und Aktivierung zur Folge. Gleiches gilt für die anderen Bereiche, die auch mobilisierend wirken. Das gestattet ein Ganzkörpertraining mit Dehnung und Kraft.

Nicht alle Übungen sind auf Anhieb zu schaffen oder für jeden Menschen gleich geeignet. Es ist wichtig, auf seinen eigenen Körper zu hören und das Dehnen nicht zu übertreiben. Der Körper hat einen gewissen Spielraum, der eine Steigerung der Beweglichkeit erlaubt, sollte jedoch nicht überfordert werden, bis Schmerzen entstehen. Es muss sich dabei richtig anfühlen, welches Dehnen angewendet wird und wie stark die Muskeln beansprucht sind. Werden z. B. die Zehen mit den Händen nicht bei durchgestreckten Beinen erreicht, können diese natürlich zunächst auch weiter auseinander gesetzt werden. Es hilft, sich ein bestimmtes Ziel zu setzen und auch die Wiederholung jeder Übung an die eigene Leistungskraft anzupassen, entsprechend mit der Zeit zu steigern. Abwechslung ist auch beim Beweglichkeitstraining sinnvoll, damit die Lust nicht verloren geht. Immer gleiche Abläufe langweilen schnell und sind auch für den Körper dann keine Herausforderung mehr. Dehnung bleibt immer auch Muskelreizung und sollte vielseitig und anspruchsvoll erfolgen.

Geduld ist gleichfalls notwendig, da die Steigerung der Beweglichkeit zwar Schritt für Schritt stattfindet, jedoch nicht sofort sichtbar wird. Genauso ist nicht jede Stellung sofort perfekt. Allmählich bemerkt man die Fortschritte durch eine höhere Aktivität und Vitalität, durch die schnellere Ausführung vieler Übungen, eine höhere Schmerztoleranz und durch die Leistungsanpassung an größere Dehnungsschwingweiten. Es lohnt sich nicht, das Ganze zu übertreiben und so auch Verletzungen zu riskieren. Viel besser ist es, sich entspannt und konsequent seinem Trainingsziel zu nähern und sich über die kleinen Erfolge zu freuen.

Der Reiz auf die Muskulatur sollte daher ausreichend stark und oft ausgeübt werden. Das Halten einer Stellung kann dann länger und intensiver mit der eigentlichen Dehnung verbunden werden. Dafür wiederum ist auch die korrekte Atmung nötig. Alle Übungen des Beweglichkeitstrainings sollten mit flüssiger, ruhiger und entspannender Atmung ausgeführt werden. Das Luftanhalten oder zu starke Keuchen bringt wenig und wirkt sich auch negativ auf das Nervensystem aus, so dass Bewegungen dadurch erschwert oder blockiert werden. Nur durch Entspannung und Atmung sind tiefere Dehnprozesse möglich. Die Stellungen können durch die Atmung auch begünstigt und erleichtert werden.

Was bereits angedeutet wurde, zeigt sich nun als wichtigster Punkt, um alle Übungen korrekt und effizient auszuführen. Gemeint ist das Agieren im Hier und Jetzt, genauer im Moment der Übung selbst. Die Konzentration sollte ganz auf den Ablauf ausgerichtet werden und nichts anderes im Kopf herumgeistern. Halte die Balance, ohne daran zu denken, dass du umkippen kannst. Dehne deinen Rücken, ohne bereits die nächste Übung zu planen. Genieße vielmehr das Dehnen und Verharren in der Position. So lassen sich Beweglichkeit und Yoga optimal kombinieren und damit eine bessere Flexibilität und Entspannung erfahren. Wer sich bewusst und konzentriert mit dem Beweglichkeitstraining befasst, wird sich diese Eigenschaft auch für den Alltag aneignen. Dadurch wird die Hektik erträglicher. Die täglichen Abläufe sind überschaubarer, kontrollierter und schließlich auch ruhiger und ausgeglichener.

12. Das Beweglichkeitstraining sinnvoll in den Alltag integrieren – so funktioniert es:

Die bessere Beweglichkeit durch das Training hat Auswirkungen auf die gesamte Psyche und das Agieren im Alltag. Dabei lässt sich der sportliche Aspekt auch gut mit dem mobilisierenden und rehabilitierenden Training und mit einer meditativen Entspannung verbinden. Zwar erfordert es Geduld, sich mit einer intensiveren Dehnung oder bestimmten Körperhaltung auseinanderzusetzen, dafür sind die Erfolge nahezu garantiert, selbst wenn die Beweglichkeitssteigerung nicht sofort wahrgenommen wird.

Das Beweglichkeitstraining lässt sich hervorragend in den Alltag einbauen und wirkt sich dabei auch als eine Art Verjüngungskur aus, die rasch ihre Wirkung zeigt. Das bedeutet jedoch nicht, dass Beweglichkeit nur im Alter oder für die Sportvorbereitung sinnvoll ist. Schon Kinder können durch eine bessere Dehnbarkeit und Flexibilität sportlich leistungsstärker werden und haben damit auch viel weniger Probleme als die Erwachsenen. Dazu macht das Beweglichkeitstraining Spaß und fördert die Kreativität.

Wie beweglich ein Mensch werden kann, ist durch die korrekt angewendete Methodik und die genetische Voraussetzung vorgegeben. Im Alltag genügt es häufig schon, die wichtigsten Übungen nacheinander und auch abwechslungsreich auszuführen. Am besten ist das am späten Nachmittag oder am Abend, wenn der Körper am beweglichsten ist. Dazu hilft das Training dann auch, sich zu entspannen und abzuschalten, den Alltag hinter sich zu lassen und sich ganz auf das eigene Wohlbefinden zu konzentrieren.

Am Morgen ist der Körper dagegen noch zu steif und muss erst über den Tag verteilt seinen Energieumsatz steigern. Daher wird das Beweglichkeitstraining auch in Fitnessstudios gerne auf den Nachmittag verlegt. Als Aufwärmprogramm bleibt es jedoch bei allen Sportaktivitäten Teil des Trainingsplans. Es umfasst dabei immer die Mobilität, Muskelaufwärmung und Dehnfähigkeit und wird daher auch spezifiziert. Da vieles, was früher als wirksam galt, heute unter neuen Blickwinkeln gesehen wird, bleibt das Dehnen auch im Rahmen der Leistungsankurbelung effizient und reduziert den Kraftaufwand nicht ungünstig. Genauso ist mittlerweile bekannt, wann das statische Dehnen sinnvoll ist und wann es keinen praktischen Nutzen für die jeweilige Sportart hat.

Sehr gut ist eine Kombination aus Beweglichkeitstraining und Massage. So kann die Muskulatur günstig stimuliert und das Bindegewebe aufgelockert werden, um dann für die Dehnung aktiviert zu sein. Viele Massagegeräte sind für diesen Zweck im Handel erhältlich, z. B. Rollen, Igelbälle, Noppenmatten oder elektrische Massagegeräte. Massagen straffen dazu die Haut und verbessern die Elastizität des Bindegewebes. In Verbindung mit verschiedenen Beweglichkeitsmethoden, darunter besonders das aktive und passive und statische und dynamische Dehnen, können hier verklebte Faszien und auch Verhärtungen schmerzfrei gelöst werden und die Beweglichkeit wieder steigern. Auch ein Entspannungsverfahren ist grundsätzlich wichtig, um den Muskeltonus zu senken, wozu Dehnung und Massage geeignet sind. Weiterhin ist das durch diverse Atemübungen, durch Sauna, Meditation, durch autogenes Training oder die progressive Muskelentspannung möglich.

Wer beweglich bleiben möchte, sollte natürlich keine größeren Pausen zwischen den Trainingsphasen einlegen und darauf achten, dass ein regelmäßiges Beweglichkeitstraining und ein sinnvoll gestalteter Ablauf aller Übungen den eigentlichen Effekt erst bewirken. Dabei kann das Training auch optimal mit alltäglichen Bewegungen in typischen Alltagssituationen verbunden werden. Wer viel sitzt und in gleicher Haltung arbeiten muss, sollte sich zwischendurch Zeit nehmen, um den Rücken gut durchzustrecken und zu dehnen. Wird auf den Bus gewartet, ist das Kopfkreisen oder das Stehen auf einem Bein praktisch. Das lässt sich genauso beim Zähneputzen anwenden.

Zwischendurch genügt es für die kurze Entlastung, in eine tiefe Hocke zu gehen oder die Hüfte zu beugen. Beim Fernsehschauen muss nicht passiv ein Film angesehen werden, sondern kann die Couch direkt zur Übungsstätte umgestaltet werden. Die Lehne dient als praktische Ablage für den Oberkörper und die Gliedmaßen, die Dehnung kann im Rücken, in den Beinen oder Armen erfolgen.

Das Couch-Stretching hat dabei auch modernen Charakter und macht dazu Spaß. Stabile Möbel erlauben einige interessante Balance- und Dehnübungen, so z. B. das Vornüberlehnen mit dem Körper, während die Beine ausgesteckt bleiben. Das Bein kann auf die Lehne abgestellt werden, während der Körper dann wie im Ballett in die leichte Hocke geht. Selbst die Haltung im Schneidersitz hat schon einen positiven Effekt.

Alltagstauglich ist sogar morgens das einfache Anziehen der Schuhe und Binden der Schnürsenkel. Das muss nicht nur in der Hocke erfolgen, sondern kann z. B. gestreckt und gerade vorneübergebeugt erfolgen.

Mobilisierung und Koordination sind auch mit dem einfachen Treppensteigen möglich. So können z. B. die Stufen seitlich oder rückwärts hochgegangen werden statt immer nur vorwärts. Positiv wirkt sich das Treppensteigen mit geschlossenen Augen aus, wobei natürlich immer auch auf die Sicherheit geachtet werden sollte. Es genügt, im öffentlichen Bereich ein Auge zu schließen.

Eine Herausforderung für den Körper in seiner Beweglichkeit ist auch, wenn bestimmte gewohnte Handgriffe einfach einmal mit der anderen Hand erledigt werden. Damit wird nicht nur eine neue Bewegung ausgeführt, sondern auch das Hirn gefordert, das sich neuen Vorgängen immer anpassen muss. Die Möglichkeiten sind im Alltag sehr vielseitig, z. B. das Schreiben mit der anderen Hand, der Wechsel des Bestecks oder der Zahnbürste von der rechten in die linke Hand. Es ist erstaunlich, wie ungewohnt die scheinbar gleiche Bewegung wirkt und wie schnell gleichzeitig das Gehirn in der Lage ist, den Vorgang neu zu bestimmen und zu erlernen. Auch im Sport kann z. B. die Ballführung mit beiden Händen oder Füßen die Beweglichkeit noch einmal verbessern. Profis trainieren das natürlich sowieso, da damit Dysbalancen ausgeglichen werden.

Das Dehnen vor dem Sport benötigt dann allerdings wieder viel Konzentration und sollte immer auf die Art des Sports abgestimmt sein. Es lohnt sich, das Beweglichkeitstrainingsprogramm als einen festen Bestandteil in den Alltag zu integrieren und sich für die Übungen dann auch etwas mehr Zeit zu nehmen. Viele lassen sich im Liegen oder Stehen umsetzen, können aber auch im Sitzen auf einem Stuhl einen guten Effekt erzielen. Das Anheben der Beine oder das Stehen auf den Zehen, das Ausstrecken der Arme zur Seite oder über den Kopf nach oben mit durchgestrecktem Rücken sind alltagstaugliche Methoden, die besser sind, als einfach nur schlapp und lustlos auf dem Stuhl zu lungern. Ein Fuß kann mit angewinkeltem Bein auch auf das andere gelegt werden, statt die Beine einfach nur übereinanderzuschlagen. Dabei lässt sich sogar arbeiten und denken.

Sobald erste Bewegungen bereits mühseliger erfolgen oder es nicht mehr möglich ist, die eigenen Zehen mit den Händen zu berühren, ist Handeln angesagt. Der Beweglichkeitsradius kann dann auch zügig wieder gesteigert werden, was der gesamten Körperhaltung dient. Wer dagegen an Beweglichkeit eingebüßt hat, fühlt sich schlapp und steif, wird auch irgendwann durch die sich an die Situation gewöhnenden Muskeln mit Verspannungen und Schmerzen zu kämpfen haben. Auch wenn man im Alter unbeweglicher wird, kann aktiv etwas getan werden, um den Prozess deutlich zu verlangsamen. Viele der Übungen im Beweglichkeitstraining sind genau dazu gedacht, sich mit wenig Aufwand zu dehnen und zu bewegen.

Um herauszufinden, wie beweglich der eigene Körper ist, gibt es verschiedene Tests. Neben dem Abrollen des Oberkörpers bei durchgestreckten und eng aneinanderliegenden Beinen, um mit den Fingern den Boden zu erreichen, sind auch die Beinbrücke, die Beweglichkeit des Nackens oder das Hohlkreuz gute Hinweise, wie weit der Körper eine Flexibilität gestattet oder in der Bewegung schon eingeschränkt ist. Das statische Dehnen wird in Einzelübungen mit einer längeren Positionshaltung ausgeführt, um direkte Problembereiche anzusprechen. Das dynamische Dehnen ist ein Aufwärmprogramm und bleibt zudem auch immer Teil beim Yoga, Turnen oder Faszientraining. Hier ergänzen sich dynamische, federnde, schwingende und konzentriert langsame Bewegungen und gestalten so einen einheitlichen Ablauf. Dabei wird immer auch der Stoffwechsel angeregt und das Bindegewebe elastischer gemacht.

13. Fazit

Das Thema Beweglichkeit ist sehr komplex und kann dabei auch nicht verallgemeinert werden. Wie sich das Training auf die Gesundheit und den Körper auswirkt, ist dennoch leicht nachvollziehbar, selbst wenn kein spezifisches Dehnen angestrebt wird oder eine geringere Gelenkigkeit genetisch bedingt ist. Mit mehr Beweglichkeit im Leben erhöht sich die Leistungs- und Entspannungsfähigkeit des Körpers, nicht nur physisch, sondern auch geistig. Beim Sport aktiviert und mobilisiert das Training, in der Physiotherapie mildert es Schmerzen und im Alltag reduziert es den Alterungsprozess der Muskeln und Gelenke und steigert das allgemeine Wohlbefinden.

Es ist dabei gut zu wissen, dass eine bessere Gelenkigkeit und Dehnbarkeit tatsächlich trainiert werden können und damit auch ein aktives und vitales Leben länger möglich ist. Eine gute Mobilität fördert die Lust am Leben, die Kreativität und die Freude am Sport. Die durch Dehnen verbesserte Körperhaltung strahlt die Energie und das Selbstvertrauen aus, die für den modernen Alltag und den Auftritt in der Welt von Bedeutung sind. Man fühlt sich den Anforderungen wesentlich besser gewachsen und kann das Ganze zudem leicht und bequem an den eigenen Rhythmus anpassen.

Schon etwas Beweglichkeitstraining am Tag hilft dabei, sich mit dem Körper bewusster auseinanderzusetzen und gewohnte Bewegungsmuster abzubauen und dann ganz zu vermeiden, die ansonsten zu Verspannungen und Schmerzen führen. Das regelmäßige Dehnen ist eines der besten Mittel, um Verletzungen vorzubeugen, die Gelenke zu kräftigen und die Beanspruchung zu erhöhen. Das Training hat positive Effekte im sportspezifischen Bereich und wird dort vielseitig angewendet. Bewegung, das ist mittlerweile bekannt, macht beweglich, und Beweglichkeit setzt dabei so einiges in Bewegung. Da nicht einmal Trainingsgeräte benötigt werden, ist das Beweglichkeitstraining eines der einfachsten und unkompliziertesten und kann von Jung und Alt erfolgreich umgesetzt werden.

HAFTUNGSAUSSCHLUSS

Dieses Buch enthält Meinungen und Ideen des Autors und hat die Absicht, Menschen hilfreiches und informatives Wissen zu vermitteln. Die enthaltenen Strategien passen möglicherweise nicht zu jedem Leser, und es gibt keine Garantie dafür, dass sie auch wirklich bei jedem funktionieren. Die Benutzung dieses Buchs und die Umsetzung der darin enthaltenden Informationen erfolgt ausdrücklich auf eigenes Risiko. Haftungsansprüche gegen den Autor für Schäden materieller oder ideeller Art, die durch die Nutzung oder Nichtnutzung der Informationen bzw. durch die Nutzung fehlerhafter und/oder unvollständiger Informationen verursacht wurden, sind ausdrücklich ausgeschlossen. Das Werk, inklusive aller Inhalte, gewährt keine Garantie oder Gewähr für Aktualität, Korrektheit, Vollständigkeit und Qualität der bereitgestellten Informationen. Druckfehler und Fehlinformationen können nicht vollständig ausgeschlossen werden.

MEDIZINISCHER HAFTUNGSAUSSCHLUSS

Die hier dargestellten Inhalte dienen ausschließlich der neutralen Information, Weiterbildung und Unterhaltung. Sie stellen keine Empfehlung oder Bewerbung der beschriebenen oder erwähnten diagnostischen Methoden oder Behandlungen dar. Der Text ersetzt keinesfalls eine medizinische Beratung durch einen Arzt oder Apotheker und er darf nicht als Basis zur eigenständigen Diagnose und Beginn, Änderung oder Beendigung einer Behandlung von Krankheiten verwendet werden. Bei gesundheitlichen Fragen, Beschwerden oder Problemen konsultieren Sie immer Ihren Arzt!

IMPRESSUM

Autor wird vertreten durch: David Brey

Anschrift: Meisterleinsplatz 12 90489 Nürnberg

Kontakt: kontakt@liberu.de

Covergestaltung und –konzept: Younesselh & Alphavision

Lektorat: Jörg Querner

Buchdesign: Balasubramanian Nambi

Illustrationen: Chathuri Suga

Jahr der Veröffentlichung: 2020

Verantwortlich für den Druck: Amazon Distribution GmbH, Leipzig

Printed in Poland
by Amazon Fulfillment
Poland Sp. z o.o., Wrocław

64759693R00085